Impressum

3. Auflage 2017

Bilder auf dem Buchumschlag: Michael Kürbis
Umschlaggestaltung: Henning Lüthje
Verlag: West-Ost-Development. Publishing series "initiative".
Bestellungen und Zuschriften an:
VerlorenesIch-Bestellungen@gmx.de
Druck und Bindung: KDD Kompetenzzentrum Digital-Druck GmbH, Leopoldstraße 68, D-90439 Nürnberg

Ein Titeldatensatz für diese Publikation ist bei der Deutschen Nationalbibliothek erhältlich.

Hinweis der Autorin: Die in diesem Werk gegebenen Informationen und Ratschläge können keine Therapie ersetzen. Eine Haftung der Autorin für Personen-, Sach- und Vermögensschäden ist daher ausgeschlossen. Bei bestehenden seelischen Leiden ist ein Arztkontakt anzuraten.

Webseite der Autorin: www.ed-verlorenesich.jimdo.com

ISBN Paperback: 978-3-86297-011-7

»Lesen, nochmals lesen, nicht nur für Jüngere sehr empfehlenswert.
Als „Ich-Erzählerin“ beschreibt die Autorin gefühlsbetont und markant das feine Gespinst der Beziehung zwischen Mary und André, dem sogenannten Narzissten. Die Figuren ordnen sich dabei einer verständnisvollen Beschreibung der Unmöglichkeit einer langfristigen Beziehung unter. Beim Lesen dieses Buches trat bei mir als Melodie auf: „Es waren zwei Königskinder, die hatten einander so lieb, sie konnten zusammen nicht kommen, das Wasser war viel zu tief...“
Das Summen der Melodie verblieb längere Zeit in meinem Kopf. Der Autorin ist es geglückt, sowohl die Wonne menschlicher Begegnungen als auch den Tod der Empathiefähigkeit deutlich zu machen. Es gelingt ihr aus jugendlicher Perspektive und mit erfrischender Klarheit den Leser zu neuen Eindrücken zu führen. Hinter der Maske des Narzissmus ist die Trauer der Verletzlichkeit spürbar. Als Leser werden wir mitgenommen in ein Erzählgedicht über zeitweilig durchschwemmend dünnem Boden, wir stürzen stellvertretend mit ab.«

Hans Bargel, Nervenarzt und Psychotherapeut

Inhalt

Widmung

Ich widme dieses Buch allen Menschen auf dieser Welt, die zu Opfern von Narzissten wurden.

Vorwort

In diesem Buch erzähle ich die Geschichte einer mir anvertrauten Freundin. Ihr Schicksal hat auch mich so tief bewegt, dass ich begann, mich intensiv mit dem Thema Narzissmus zu beschäftigen. Dieses Buch ist das Ergebnis umfassender Recherchearbeit, zahlreicher Interviews und Diskussionen. Meine Hoffnung ist, dass dieses Buch vielleicht auch weiteren Opfern von Narzissten die Augen öffnet und Ihnen dabei hilft, sich aus ihrem Leid zu befreien. Aus Gründen besserer Lesbarkeit und Nachvollziehbarkeit schreibe ich die Geschichte aus der „Ich-Perspektive“.

Einleitung

Mein Name ist Elena. Ich lernte Mary während der Ausbildung zur Physiotherapeutin kennen. Sie war in meiner Parallelklasse. Unsere erste Begegnung fand am ersten Tag der Ausbildung statt: Sie kam, wunderschön wie sie war, durch die Tür hinein in die Kantine marschiert, warf schwungvoll ihr goldenes Haar zurück und hinterließ eine wohlriechende Duftwolke. Ich erinnere mich noch genau an den Gedanken, den ich hatte, als ich sie bestaunte: *Wow, diese Frau wirft so einfach nichts um. Sie strahlt eine solche Energie aus!* Durch einen gemeinsamen Freund lernte ich sie näher kennen und sehr zu schätzen.

Wir zwei waren uns in einigen Dingen sehr ähnlich: Wir gehörten beide dem christlichen Glauben an, liebten es, uns sportlich zu betätigen und hatten starkes Interesse an den Fächern Medizin und Psychologie. In dem zuletzt genannten Punkt war Mary allerdings unschlagbar. Egal über welches Themengebiet aus diesem breitgefächerten Spektrum wir sprachen, sie hatte immer den tieferen Durchblick. Ich hörte ihr deshalb immer sehr gespannt zu, wenn sie diesbezüglich etwas zu erzählen hatte.

Mary war ein sehr feinfühliger Mensch mit einer wunderbaren Gabe. Sie hatte nicht nur einen guten Zugang zu ihren Gefühlen und deren Hintergründen, sondern auch zu denen anderer. Davon profitierten ihre Freunde, darunter auch ich, denn innerhalb kürzester Zeit erkannte sie Problemstellen in den verschiedensten Angelegenheiten und konnte wertvolle Hinweise geben. Sie offenbarte ihren Nächsten schmerzliche Wahrheiten

immer direkt und offenherzig, aber zugleich auch mitfühlend und schonend. So war sie eine beliebte Anlaufstelle für Herzensangelegenheiten. Schüttete ich ihr mein Herz aus, ging sie meist nicht auf das Gesagte ein, sondern auf die dahintersteckenden Emotionen. Vor ihr konnte ich nichts verheimlichen. Sie spürte jedes Mal, wenn in mir eine Gefühlsregung stattfand und deutete sie richtig. Verrückt dabei war, dass Mary mehrmals schon zu Zeiten bei mir anrief, wenn es mir schlecht ging: »Hey, ich hatte dich soeben im Gefühl, brauchst du jemanden zum Reden?«
Volltreffer! Es war, als wären meine Emotionen trotz kilometerweiter Entfernung bei ihr angekommen.
Wir waren viel in Kontakt und wurden enge Freundinnen. Diese Art der Verbundenheit mit ihr hatte ich bisher noch zu keinem Menschen empfunden. Zwischen uns spürte ich nie Neid, Habgier oder irgendwelche anderen negativen Gefühle. Sie war der ehrlichste Mensch, dem ich jemals begegnet bin.
Wenn man in ihre wunderschönen blauen Augen blickte, konnte man ihr ehrliches Wesen erkennen. Ich wusste ganz genau, wann ich sie nicht anrufen durfte: Wenn ich die Wahrheit über eine bestimmte Sache nicht vertrug.
Ich legte aber immer viel Wert auf ihre Meinung und so durfte ich sie immer fragen, wenn ich vor einer wichtigen Entscheidung stand.
Einen Filter für unsere Emotionen hatten wir voreinander nicht, sie sprudelten unbedenklich aus uns heraus. Wir vertrauten uns jeden Gedankengang an.
Ich bin zwar auch ein sehr feinfühliger Mensch, aber Marys Sensibilität war deutlich stärker ausgeprägt und

so bekam sie noch mehr mit, was um sie herum passierte, als ich. Beobachteten wir mit weiteren Freunden eine Situation und werteten sie im Nachhinein aus, war sie diejenige, die am meisten darüber zu erzählen hatte. Manchmal erklärte sie uns minutenlang, was bei ihr an Botschaften im Bruchteil einer Sekunde in ihrem Bewusstsein landete. Im Anschluss blickte sie dann in erstaunte Augen. Auf Nachfrage versuchte sie sich folgendermaßen zu erklären:
»Jeder Mensch hat seine Schwächen und Stärken. Ich besitze schon seit Kindesbeinen an viele feine Antennen für Gefühle, Unstimmigkeiten oder Stimmungswechsel im zwischenmenschlichen Bereich. Ich richte meine Handlungen danach aus. Ich erinnere mich noch genau an die Gedanken die ich im Kindergarten hatte, wenn ich andere Kinder beobachtete, die sich anders verhielten als ich es in mancher Situation getan hätte. Dass die anderen weniger Antennen als ich und ihre Stärken dafür woanders haben könnten, war mir in diesem Alter noch unklar.
Als ich dann in die Schule kam, hatte ich aufgrund der vielen einströmenden Informationen über meine Antennen Konzentrationsschwierigkeiten. Nach dem Unterricht war ich oft so müde, dass ich mich hinlegen musste und aus Erschöpfung direkt einschlief, um all die Informationen zu verarbeiten. Sätze wie »Wie hast du das jetzt wieder herausgefunden?«, »Genauso ist es! Du bist die Erste, die das in Worte fassen kann - und das nach so einer kurzen Erklärung«, »Vor dir kann man aber auch nichts verbergen!« oder »Woher weißt du das nun schon wieder?« kenne ich zu genüge und verwundern mich nicht mehr. Bitte nicht falsch verstehen, ich bin gern für meine Freunde da, aber es

macht mich manchmal traurig, weil ich umgekehrt so oft nicht verstanden werde. Wenn ich mich anderen anvertraue und von negativ wahrgenommenen Botschaften berichte die mich belasteten, sagen sie nach ausgiebiger Erklärung oftmals: »Puh! Vielleicht solltest du einfach ein bisschen weniger nachdenken.«
Solche Sätze regen mich auf. Ich fühle mir unterstellt, dass ich mir den Kopf zerbrechen würde und ich deshalb Sorgen hätte. Sie können es einfach nicht nachvollziehen, dass ich ganz ohne Anstrengung mehr Botschaften als sie erhalte. Ich muss mich sogar bemühen, bewusst den Blickkontakt zu anderen zu vermeiden, um nichts unwillkürlich aus dem Gesichtsausdruck herauszulesen. Dann ist es oft so, dass ich trotzdem alles aus dem Augenwinkel und über die Art der Körperbewegungen mitbekomme. Ich habe mir folgenden Vergleich dazu einfallen lassen: Andere können die Farben Rot, Blau und Gelb sehen und ich kann die Farben Rot, Blau, Gelb, Grün und Orange sehen. Wenn ich sie dann Grün sehen lassen will, muss ich dazu in ihren Köpfen erst die Farben Blau und Gelb zusammenmischen und für die Farbe Orange mische ich über Erklärungen in ihren Köpfen die Farben Gelb und Rot zusammen. Wenn ich das tue, können sie meinen Gedanken folgen. Daraus ergibt sich bei ihnen der Trugschluss, dass ich mir über alles und jeden den Kopf zerbreche, nur weil sie es tun müssen, um die Farben zu erkennen, die ich ohne Aufwand sehe. Die Aussage, ich solle mir weniger Gedanken machen, ist also vergleichbar mit dem Tipp, von nun an auf die Farben Grün und Orange zu verzichten – das hilft mir nicht weiter, denn das geht schlichtweg nicht. Ich will mich nicht als Genie darstellen, meine Stärke liegt eben in der emotionalen

Intelligenz und dafür zum Beispiel weniger in der logisch-mathematischen Intelligenz.«
Mary war hochsensibel, was für sie oftmals eine Belastung darstellte.
Sie nahm nicht nur die Lasten und Sorgen anderer Menschen wahr, sondern sie hafteten wie Magnete an ihr.
Sie beobachtete genau, wer sich ungerecht verhielt und spürte die Not bei demjenigen, der darunter litt so deutlich in ihrer Seele, als wäre es ihre eigene und setzte sich für den Schwächeren ein.
Aber nicht nur auf der zwischenmenschlichen Ebene registrierten ihre Antennen mehr als gewöhnlich, auch alle anderen Sinnesorgane arbeiteten auf Hochtouren.
So hatte sie beispielsweise eine sehr feine Nase, ein sehr scharfes Auge und ihre Ohren bekamen alle Gespräche um sie herum zeitgleich mit, sodass ihr Gehirn permanent von Informationen überflutet wurde. Sie nahm das Leben wie durch einen Verstärker wahr.
Im Gehirn gibt es den so genannten Thalamus, der auch als das „Tor zum Bewusstsein“ bezeichnet wird. Dieser entscheidet, welche Informationen aus unserer Umwelt über unsere Sinnesorgane in das Großhirn weitergeleitet werden. Im Großhirn sitzt unser Bewusstsein, welches ankommende Botschaften zu bewussten Empfindungen weiter verarbeitet. Man vermutet, dass dieser Filter bei hochsensiblen Menschen schwächer ausgeprägt ist oder Reize anders bewertet.[1]
Nicht wenige Hochsensible Menschen (HSP´ler) betäuben sich aufgrund der ständigen Reizüberflutungen mit Drogen, um abschalten zu können – nicht wenige

---

[1] vgl. Lüling/Lüling 2008, S. 22.

von ihnen landen so in einer Sucht.[2]
Wenn Mary mal nicht dazu in der Lage war, etwas mit mir zu unternehmen, weil sie einfach nur ihre Ruhe haben wollte oder zum Sport ging, um ihr bewegtes Seelenleben zu regulieren, brachte ich immer Verständnis auf. Sie brauchte längere Regenerationsphasen als andere Menschen. Eine gemeinsame Freundin bezeichnete sie einmal als „all-in-one-person", weil sie alles zu besitzen schien, was eine tolle Frau ausmacht. Nicht selten hatte sie mit Neidern zu kämpfen.
Nach außen hin wirkte sie zwar wie eine selbstbewusste Frau, die sie auch war, aber wer enger mit ihr im Kontakt stand, wusste um ihre verletzliche und zerbrechliche Seite. Ich glaubte, dass das ihrer hochsensiblen Persönlichkeit geschuldet war, denn, wie sie selbst sagte, fühlte sie sich mit ihren Wahrnehmungen, Reaktionen und Werten immer schon unverstanden und anders. Ich konnte mir gut vorstellen, dass es am Selbstwert nagt, sich ein ganzes Leben lang anders als die Mehrheit zu fühlen. Sicherlich gibt es weitere hochsensible Menschen wie sie, aber sie sind die Minderheit.[3] Oftmals rief sie mich weinend an, weil sie sich auch von ihrer Familie – von dem Teil, der noch existierte - nicht richtig verstanden fühlte. Ich denke, dass sich ihre Persönlichkeit dadurch, nie wirklich in ihrer Wahrnehmung bestätigt worden zu sein, nicht richtig festigen konnte. Außerdem bekam ich mit, wenn sie mich mit in ihre Heimat nahm, dass sie auch

---

[2] vgl. Lüling/Lüling 2008, S. 48.
[3]vgl. Aron 1997, S. 28: "Within a species, the percentage that is very sensitive to stimulation is usually […] around 15-20 percent."

in allen anderen Punkten in ihrer Familie mehr Kritik als Bestätigung erfuhr.
Ihre Unsicherheit und das wenige Selbstvertrauen wurden für mich dann sichtbar, wenn sie sich als Person vor anderen zu verteidigen versuchte. Es spiegelte sich aber vor allen Dingen darin wieder, dass sie ständig nach Bestätigung gierte und da sie eine sehr hübsche Frau war, konnte sie sich diese wunderbar von Seiten des männlichen Geschlechts ergattern. Dazu ging sie nicht mit den Männern ins Bett, sondern es reichte ihr aus, die Blicke auf sich zu ziehen und mich damit ausreichend zu nerven. Es war einfach anstrengend für mich, weil sie ständig auf ihr äußeres Erscheinungsbild fixiert war und deshalb oftmals nicht ganz bei der Sache war.
Da ich um ihre innere Verzweiflung und deren Hintergrund wusste, kritisierte ich Mary in diesem Punkt aber nicht weiter. Ich schätzte sie als Menschen so wie sie war – einzigartig und wunderbar!
Zu meiner Person sei noch gesagt, dass ich sehr tiefgründig bin. Bei allem was ich tue, analysiert mein Gehirn jede zwischenmenschliche Begegnung und jedes Verhaltensmuster, um im Anschluss alles genauestens auszuwerten. Komme ich auf kein zufriedenstellendes Ergebnis, beschäftigt sich ein Teil meines Gehirns so lange damit, bis letzen Endes doch eines vorliegt. Als gäbe es einen kleinen Detektiv in meinem Gehirn, der genau Buch führt über die Dinge, die geschehen. Dabei muss er jedes Detail genau überdenken, um es im Anschluss einzuordnen. Vorher gibt er keine Ruhe. Mary wurde oftmals als Engel bezeichnet. Sie konnte ihren Mitmenschen auf eine ganz besondere Art und Weise

dienen… bis sich ihre Seele in den Netzen eines Narzissten verfing.
Ich stand ihr in dieser schweren Zeit treu zur Seite und weil es mir nur gut gehen konnte, wenn es Mary gut ging, wanderte ich mit ihr gemeinsam am Rande der Verzweiflung und der kleine Detektiv in meinem Gehirn war so gefragt wie nie zuvor.
Ich werde Sie nun weitgehend unvoreingenommen in Marys Geschichte eintauchen lassen und Sie nach und nach in diese komplexe Thematik hineinwachsen lassen, so wie es mit Mary und mir geschah.

Mary

Meine leibliche Mutter lernte ich nie kennen, da sie bei meiner Geburt verstarb. Mein Vater litt sehr unter ihrem Tod, blieb aber nicht lange ohne Frau, weil er Einsamkeit nur sehr schwer ertrug. Kurze Zeit später lernte er eine Frau kennen, die ich bis heute als meine Mutter bezeichne, weil sie sich um mich wie eine Mutter kümmerte. Als ich vier Jahre alt war, bekam ich eine Halbschwester namens Amanda, die ich aber genauso als meine vollständige Schwester sehe. Kurz nach meinem zwölften Geburtstag musste ich Abschied von meinem Vater nehmen. Er starb an Krebs. Wir waren ein Herz und eine Seele, das Ausmaß dieses Verlustes kann man nicht in Worte fassen. Er hinterließ meine Mutter, die acht Jahre alte Amanda, mich und zwei Versprechen, die ich ihm geben sollte. Erstens: Gib dich und deine Träumen niemals auf. Und Zweitens: Kümmere dich um deine kleine Schwester, so wie ich es tun würde. Ich hielt diese Versprechen so gut es ging ein. Seit seinem Tod kämpfte ich gegen rezidivierende[4] Depressionen, raffte mich aber immer wieder auf, um stark für mich und meine kleine Schwester zu bleiben und damit es nicht für meine Mitmenschen sichtbar wurde. Weil ich als Kleinkind beim Fahrradfahren von einem Auto angefahren worden war und auf mein linkes Knie stürzte, brauche ich bis heute regelmäßige Physiotherapie. Ich fand es sehr beeindruckend, über welch breites Wissen über den menschlichen Körper die Physiotherapeuten verfügten und es dauerte nicht lange, bis in mir der Wunsch aufkam,

[4] immer wieder auftretend

ebenso diesen Beruf zu erlernen. Lange Zeit kam es für mich aber nicht in Frage, diesen Wunschgedanken zu Ende zu denken, weil es in Glansberg, das Dorf in dem ich mit meiner Mutter und Schwester lebte, keine Ausbildungsstätte für Physiotherapeuten gab. Die nächste Möglichkeit für diese Lehre bot sich erst wieder in der Studentenstadt Würzbach, die 115 Kilometer von meiner Heimat entfernt lag. Lange Zeit konnte ich es nicht mit meinem Gewissen vereinbaren, meine kleine Schwester allein zu lassen, denn ich stand im Konflikt mit dem Versprechen an meinen Vater, mich um sie zu kümmern.

Irgendwann entwickelte ich eine starke Hundehaarallergie – ziemlich ungünstig, da wir in unserer Wohnung nicht die Möglichkeit hatten, unsere zwei Hunde auszusperren. Gegen die starken Allergiesymptome halfen keinerlei Mittel und so entschloss ich mich letztendlich doch dazu, die Ausbildung zur Physiotherapeutin zu machen, auch wenn das bedeutete, Amanda „alleine" zu lassen. Diese Allergie und die Tatsache, dass unsere Hunde Amanda sehr am Herzen lagen, halfen mir dabei, diesen Schritt zu wagen und meinem ersten Versprechen an meinen Vater, nämlich meinen Träumen nachzugehen, größere Bedeutung zu verleihen. So verließ ich meine Heimat und zog nach Würzbach, wo ich niemanden kannte.

Ich war dort in einem Studentenwohnheim untergebracht, in einem 12,5m² großem Zimmer ausgestattet mit einer kleinen Kochnische mit zwei Herdplatten, einem kleinen Bett, einem Schreibtisch, einem Kleiderschrank und einem kleinen Fenster. Das Gebäude war total heruntergekommen, was mich aber genauso wenig störte wie mein kleines Zimmer, weil ich nämlich dort auf den witzigsten Menschen auf Erden traf, mit dem ich so viel lachte, wie ich es zuvor nur aus der gemeinsamen Zeit mit meinem Vater kannte. Damit begann die eigentliche Geschichte, die mein Leben nachhaltig prägte und mich für immer veränderte.

Die unbeschwerte Zeit

André war sein Name. 19 Jahre war er alt, als wir uns in der Raucherecke des Wohnheims kennen lernten. Er zog dort zur gleichen Zeit ein wie ich, um Mathematik zu studieren. Er war eine Etage unter mir untergebracht.

Mit einer Anfahrt von 115 Kilometern hatte er eine exakt gleichwertige Distanz von seiner Heimat aus bis zum Wohnheim wie ich. Er wohnte aber nicht etwa auch in Glansberg, sondern in einer großen Stadt in Hohengotha, die sich, von Würzbach aus, in der entgegengesetzten Richtung befand.

Wir verstanden uns auf Anhieb.

Wir lachten über die gleichen Dinge, hatten ähnliche Interessen und unternahmen viele verrückte Sachen zusammen. Wir verbrachten so gut wie jeden Abend miteinander und lernten oft gemeinsam bis in die Nacht - er für sein Studium und ich für meine Ausbildung. Zwischendurch fragte er mich auch oft für Klausuren ab. Manchmal legte er Pausen ein und spielte wunderschöne Stücke auf seiner Geige. Dies habe eine beruhigende Wirkung auf sein Befinden meinte er – ich empfand dies ebenso.

André, der ein Jahr jünger war als ich, ging es ähnlich, denn auch für ihn waren die Situation und das Umfeld neu. Er wurde für mich wie ein Ersatz für meine Familie und meinem damaligen Freund Adrian, die sich nach wie vor in Würzbach befanden.

Wir sahen uns jeden Tag. Nach der Schule, den fachspezifischen Klinikeinsätzen, die Teil der Ausbildung waren oder meiner Nebenarbeit fuhr ich meist direkt im Anschluss zum Wohnheim und klopfte an seine

Tür. Es war schön, gleich jemanden kennen gelernt zu haben, mit dem ich mich gut verstand.
Er machte sich über nichts Sorgen. Bei ihm gab es keine Regeln, keine Disziplin, kein schlechtes Gewissen und nur wenig Benehmen. Ich bewunderte ihn dafür, so ganz ohne Gewissensbisse zu leben und genoss das Gefühl, mich in seiner Gegenwart wie im Urlaub zu fühlen. Innere Spannungen verblassten, sobald ich sein Zimmer betrat.
Ich legte mich fast jeden Tag mit einer großen Schüssel voll Erdnüsse – in Schale zum selbst knacken - auf sein Bett. Meist war es nicht bezogen, weil er dazu einfach keine Lust hatte.
Wir verbrachten so gut wie jeden Abend in seinem Zimmer, da es einfach größer, besser ausgestattet und irgendwie auch gemütlicher war als meins. Wenn er sich doch mal in meinem Zimmer aufhielt, dann nur um auf mich zu warten, bis ich mich zum Ausgehen zurecht gemacht hatte. Diese Zeit nutzte er meist, um mir kleine Streiche zu spielen. Entweder fand ich nachher meine Melone unter dem Kopfkissen oder einen Kaugummi auf meinem Nachttisch liegen. Da mein Zimmer meist aufgeräumt war, schmiss er erstmal ein paar Dinge um und brachte fröhlich alles durcheinander, wenn es ihm zu ordentlich war.
André spielte mir gerne Streiche:
An einem Abend führte er mich auf eine Internetseite, auf der ein virtueller Wahrsager angeblich Fragen beantwortete.
Es gab dort zwei TextBoxen übereinander. In die erste TextBox gab man vor jeder Frage, die man dem Wahrsager stellte, die Bitte um Beantwortung ein: »Herr Wahrsager, bitte beantworten Sie meine Frage.«

In die untere TextBox schrieb man dann seine Frage hinein. Hatte man beides erledigt, drückte man auf Enter und daraufhin erschien des Wahrsagers (angebliche) Antwort.
André gab also wie verlangt zuerst die Bitte ein und stellte dann seine Frage. Das ganze machte er einige Male hintereinander:
»Wer sitzt neben Mary?«, der Wahrsager antwortete: »André.«
»Wo bist du?«, der Wahrsager antwortete: »unter dem Bett.«
»Welche Farbe hat Marys Oberteil?«, der Wahrsager antwortete: »Grün.«
Ich erinnere mich bis heute an die Angst, die ich in diesem Moment empfand – welcher sich ganze dreißig Minuten in die Länge zog, weil eine Frage nach der anderen richtig beantwortet wurde. André fieberte total mit.
Gab ich selbst die Fragen ein, erhielt auch ich Antworten von dem Wahrsager. Allerdings immer nur welche wie: »Das ist mir leider unklar.«
Er schien nur Andrés Fragen ordentlich zu beantworten. Als ich ihn wieder an die Tastatur ließ, guckte ich ihm beim Eingeben der Buchstaben genau auf die Finger. Ich bemerkte, dass er während der Bitte, die er vor jeder Frage eingab, andere Buchstaben drückte als jene, die in der Bitte-TextBox erschienen. Nun hatte er keine andere Wahl mehr, als mich aufzuklären: In die Bitte-TextBox gab er bereits die Antworten ein, die nach dem Drücken der Enter-Taste erschienen! Er setzte vor und nach der Antwort, die er verdeckt in die Bitte-Box eingab, einen Punkt, sodass das Programm wusste dazwischen die Antwort zu finden. Fehlten

noch Buchstaben zur Vollendung der Bitte, weil das was er eingab kürzer als die Bitte-Formulierung war, dann wurden nach Setzen des zweiten Punktes die wirklichen Buchstaben der Tasten aktiv und er konnte die Bitte ganz einfach zu Ende tippen.
Drückte er, nachdem er die Frage eingegeben hatte auf Return, erschien die Antwort, die er zuvor bereits in die Bitte-Box eingegeben hatte.
Gab ich die Bitte selbst ein, dann antwortete das Programm automatisch über Standardantworten wie: »Das ist mir leider unklar.«
Er hatte mich auf diese Weise eine ganze Zeit lang hereingelegt und ich lachte deshalb mit ihm gemeinsam über mich.
Am nächsten Tag war ich bereits zwei Tage über meiner Regel und machte mir natürlich gleich wieder Sorgen, von Adrian, meinem damaligen Freund, schwanger zu sein. Sehr müde packte ich am Morgen den Schwangerschaftstest aus, um den Morgenurin zu nutzen, da dieser aufgrund der erhöhten Konzentration am aussagekräftigsten war. Danach las ich das Ergebnis ab: Ein roter Strich. Nicht schwanger! Vermutlich war der Stress schuld, den ich zum damaligen Zeitpunkt hatte. Ich entsorgte den Test im Müll und ging in die Schule. Als ich im Unterricht saß, hatte ich eine Idee, wie ich mich bei André für die Streiche revanchieren und ihm einen Schrecken einjagen konnte. Den Rest des Tages konnte ich das Ende des Unterrichts kaum erwarten. Als es um 16:00 Uhr dann soweit war, fuhr ich mit meinem Auto zurück ins Wohnheim, rannte in mein Zimmer und holte den Schwangerschaftstest aus dem Abfalleimer heraus – und malte einen zweiten roten Strich dazu. Ich fotografierte den Test und schickte

ihn kommentarlos per WhatsApp an André.
André schien in Panik zu geraten und sich wirklich Sorgen zu machen: »Ist das dein Ernst? Wo bist du, soll ich zu dir kommen?«
Länger als zwei Minuten konnte ich das Ganze allerdings nicht in die Länge ziehen, denn das konnte ich ihm nicht antun.
André war raffiniert.
Es war am Vormittag während des Biomechanik–Unterrichts. Dieses Fach war furchtbar langweilig. Ich wusste, dass André gleich eine wichtige Vorlesung in der Uni hatte, er aber sicherlich wieder stinkfaul in seinem Bett herumlag. Ich überlegte mir eine Strategie, ihn doch zum Aufstehen motivieren zu können. So zog ich das Handy aus meiner Handtasche und tippte unter dem Tisch eine Nachricht:
»Hey Schlafmütze, dein Zweitschlüssel liegt nicht mehr in dem Versteck.«
»Spinnen wir heute wieder ein bisschen?☺«
»Nein ehrlich, ich hab bevor ich zur Schule gefahren bin noch mal nachgeguckt und wollte dir Bescheid geben.«
»Und wieso hast du dann nicht gleich bei mir geklopft?«
»Sorry. Ich hatte es eilig – schneller ging es nicht, wirklich. Vielleicht hab ich aber auch einfach nur den Stein verwechselt, guck besser selbst noch mal nach.«
Nach zwei Minuten schrieb er mir zurück:
»Ich bin gerade extra zum Versteck gelaufen. Du kleine Lügnerin, der Schlüssel ist nach wie vor unter dem Stein!«
»Hihi und jetzt geh endlich zur Vorlesung!☺«
»Zum Glück hast du es zugegeben!☺ So sicher war ich

mir nämlich ehrlich gesagt gar nicht. Und halte dich fest: ich bin sogar schon in der Uni!«
André hatte einen grenzenlosen Humor. Er brachte mich in jeder Situation zum Lachen. Es gab kaum eine Minute in seiner Anwesenheit, in der ich nicht lachen musste. Eine Zeit lang, in der es mir nicht gut ging, klopfte ich an seiner Tür und als er sie öffnete, stellte er entsetzt fest: »Du weinst ja schon wieder!«
Daraufhin brach ich in Lachen aus, nahm mich nicht mehr so ernst und der Tag war von da an wieder gut.
Manchmal bin ich am Abend bei ihm eingeschlafen und erst mitten in der Nacht oder am nächsten Morgen aufgewacht und zurück in mein Zimmer getaumelt. Annäherungsversuche blieben aus, niemals passierte etwas Sexuelles. Ich war derzeit ja auch noch in festen Händen, denke aber, dass es mir selbst als Single in dieser Zeit unvorstellbar gewesen wäre, mit ihm intim zu werden. Es war, als hätte es plötzlich einen Bruder in meinem Leben gegeben – besser noch: einen Seelenverwandten.
Oftmals sprach er meine Sätze zu Ende oder sogar komplette Gedankengänge aus, manchmal auch welche, die ich noch nicht einmal für mich selbst zu Ende gedacht hatte.
Wir teilten unsere tiefsten Geheimnisse miteinander. Er erzählte mir sogar davon, dass er seiner Ex-Freundin Dana damals fremdgegangen war und dies sehr bereuen würde. Er wirkte dabei sehr bedrückt und wollte auch, dass ich es niemandem erzählte, denn es war ihm peinlich.
Auch ich verriet ihm meine tiefsten Geheimnisse, darunter von dem Problem, ständig Bestätigung vonseiten der Männer zu brauchen.

Wir waren sehr ehrlich miteinander und uns enorm nah. Folgende Situation zeigte, dass mir nichts vor ihm verschwiegen bleiben konnte:
Es war nach einer Party, als wir bei einem Freund übernachteten und uns ein Doppelbett teilten:
André: »Hey Mary, bist du wach?«
Ich: »Ja.«
André: »Kann ich dich etwas fragen?«
Ich: »Klar.«
André: »Findest du deine Brüste eigentlich nicht so geil?«
Ich: »Wie kommst du denn darauf?«
André: »Na sonst hättest du sie mir bestimmt schon gezeigt.«
Ich war in diesem Moment total vor den Kopf gestoßen, weil ich niemals mit solch einer Frage gerechnet hätte. Ich konnte aufgrund der kleinen Körbchengröße tatsächlich nicht zu meinen Brüsten stehen.
André wusste um mein Bestätigungsproblem und obwohl ich der Meinung war, dieses vor ihm im Griff zu haben, war er scheinbar der Annahme, dass ich sie auch von ihm brauchte. Ich glaube zwar, dass ich mich auch mit großen Brüsten nicht vor ihm entkleidet hätte, da er mich aber so gut kannte, bin ich mir bis heute nicht ganz sicher.
Die Frage beschämte mich, was ich nicht ganz verbergen konnte und ich verpackte diese Perplexität in der Hoffnung, mich nicht zu verraten:
»Ähhh…, ich finde es jetzt ein bisschen krass von dir mich das zu fragen, nur um mich dazu zu bekommen, sie dir zu zeigen. Das kannst du vergessen.«
Er und ich hatten denselben Musikgeschmack. Wenn keiner unserer Freunde Lust auf Party hatte, sind wir

einfach zu zweit feiern gegangen und haben getanzt, bis uns die Füße nicht mehr tragen konnten. Ging er alleine feiern, hatte ich „Nachtwache“, musste also mein Handy an lassen, für den Fall, dass er irgendwo im Nirgendwo gelandet war und von mir abgeholt werden musste. Umgekehrt tat er das Gleiche für mich. Wir fuhren auch zu zweit in die Therme und tranken Cocktails im Pool – wir hatten immer einen Mordsspaß!

Wenn mich alles und jeder nervte und ich einfach nur meine Ruhe wollte: von diesem Menschen brauchte ich sie nie.

In Würzbach sah man uns beide so gut wie nur im Doppelpack. Trafen uns Freunde getrennt voneinander an, wurde gleich gefragt, wo der andere geblieben war.

Wir regten uns immer über die gleichen Dinge auf und hielten fest zusammen. Es war schön, zu wissen, dass es da jemanden gab, mit dem man alles meistern konnte: »Selbst wenn die ganze Welt gegen uns ist, wir zwei halten zusammen!«

Als er an einem Wochenende zu sich nach Hause in die Heimat fuhr, bekam ich am Abend eine Nachricht von ihm: »Ich hab das Gefühl, hier hängen nur Affen rum, ich brauch wieder Putzl☹« Wir nannten uns gegenseitig Putzl.

Manchmal haben wir die Songtexte unserer Lieblingslieder gegoogelt und sangen sie gemeinsam in seinem Zimmer lautstark mit. Dabei lachten wir uns aufgrund unserer mittelmäßigen Stimmen nicht selten gegenseitig aus. Auch die Wohnheimmitbewohner mussten den Lärm ertragen, denn wir ließen das Fenster aufgrund des Zigarettenrauchs (wir waren damals beide Raucher) offen stehen.

Wir hatten fast immer die gleichen Ansichten und waren uns in einigen Dingen sehr ähnlich – vor allem wenn es um innere, angreifbare und wunde Punkte ging. Eine gemeinsame Schwäche waren Trennungen – die verkrafteten wir beide ähnlich schlecht.
Er war der erste Mensch, dem ich auf diesem Planeten begegnet war, der genauso verletzlich war wie ich. So fühlte ich mich in seiner Gegenwart immer „richtig“.
In manchen Situationen reagierte er sogar heftiger als ich.
Hatte er Streit mit einem Freund, konnte er manchmal bis morgens um 5:00 Uhr deswegen nicht einschlafen.
Als ich bei ihm zu Besuch war und er zum dritten Mal an diesem Tag auf dem WC sein großes Geschäft erledigte, musste ich lachen: »Wie geht denn so was? Du kackst ja schon wieder!«
Er antwortete: »Hey! Wegen dir geht es jetzt nicht mehr.« und weil er sich sonst schämte, schaltete er den Föhn ein, damit ich nichts mehr hören konnte.
Eine weitere Situation fand zu einer Zeit statt, in der die Zufahrtsstraßen des Wohnheims aufgrund von Baustellen gesperrt waren. Es gab eine Umgehungsstraße, die allerdings in nur eine Richtung führte: Zum Wohnheim hin. Der Weg, um vom Wohnheim in die Stadt zu kommen, stellte einen kilometerlangen Umweg dar. André und ich hatten eines Morgens genug davon und probierten gemeinsam mutig aus, durch die Einbahnstraße zu kommen – ich war Beifahrerin. Dabei kamen uns drei Autos entgegen und alle drei Fahrer zeigten uns einen Vogel oder regten sich sichtbar auf. Ich kam aus dem Lachen nicht mehr heraus und André sagte jammernd, aber ernst gemeint: »Ah, aufhören! So viele böse Blicke vertrage ich nicht am frühen Morgen.☹«

In manchen Verhaltensweisen waren wir aber auch ganz verschieden:
Ich kümmerte mich zuerst um andere Menschen, dann um mich und er kümmerte sich überwiegend um sich.
Ich zerbrach mir über vieles den Kopf, er nicht.
Ich war diszipliniert und er war alles andere als strebsam.
Wenn er am Nachmittag auf die Idee kam, ab sofort dem Rauchen ein Ende zu setzen, dann wusste ich jedes Mal, dass ich in jener Nacht nicht durchschlafen würde, weil er irgendwann um eine Zigarette bettelnd an meiner Tür klopfen würde.
Wenn er sich am Abend fest vornahm am nächsten Tag in die Uni zu gehen, knallte er den Wecker, wenn er am Morgen klingelte, in die Ecke und sagte entsetzt: »6:00 Uhr! Die haben einen Knall, es ist mitten in der Nacht!«
So lief das immer morgens ab, wenn er früh Vorlesungen hatte. Wenn ich mich an solchen Tagen morgens für die Schule zurecht machte, musste ich immer grinsen, wenn ich noch mit der Zahnbürste im Mund zum Fenster ging und dann sein Auto auf dem Parkplatz stehen sah. Mit seinem hohen Maße an Intelligenz kam er aber auch so gut durchs Leben. Er gehörte zu den besten Studenten.
Seine Gedanken und Sorglosigkeit färbten in seiner Gegenwart auf mich ab. So gelang es mir, einfach mal auf alles und jeden zu pfeifen. Er war die ideale Kompensation für mein emotional bewegtes Seelenleben.
Manchmal, wenn ich schon Anlauf nehmen musste, um über einen halben Kopfsprung in sein Bett zu gelangen, weil sein ganzes Zimmer wieder zugemüllt war, putzte ich mit ihm zusammen und räumte auf.
Ich räumte alle seine Plastikflaschen in gelbe Säcke

und begleitete ihn anschließend in die Kaufhalle um die Flaschen abzugeben. Sein Auto sah aus wie ein Müllwagen, selbst auf meinen Schoß musste ich einen Müllsack nehmen. Es muss ziemlich witzig ausgesehen haben, wie wir mit siebeneinhalb Säcken Pfandflaschen in die Kaufhalle marschierten und uns dabei halbtot lachten.

Einmal bekam er ein Paket voll frisch gewaschenen Klamotten von seiner Mutter geschickt, weil er beim letzten Heimatbesuch entweder vergessen hatte, sie mitzunehmen oder zu faul gewesen war – ich erinnere mich nicht mehr ganz genau, tendiere aber zu letzterem. Er war etwas verpeilt.

Da ich auf eine private Schule ging, für die ich monatlich zahlen musste, arbeitete ich an einigen Tagen neben der Ausbildung in einer Gaststätte bis spät am Abend.

Jeden Dienstag, Donnerstag und auch die meisten Wochenenden war ich deshalb ganztägig unterwegs. Er merkte sich das nie und war jedes Mal überrascht, wenn ich in dieser Zeit nicht rüber zu ihm kam.

Wenn die Sonne zwischen den Wolken hindurchspitzte, guckte ich auf mein Handy und wusste, dass jeden Moment eine Nachricht erscheinen würde. Ich musste dann immer lachen, wenn sich meine Prophezeiung bewahrheitete. Er schrieb dann immer, dass wir gemeinsam Fahrrad fahren sollten. Er war genauso sportbegeistert wie ich.

Einmal klopfte ich an seine Tür und sagte »Putzl, aufmachen!«

Er öffnete die Tür und sagte »Pscht, keinen Mucks! Komm rein.«

Ich verstand nicht ganz, weshalb ich ruhig sein sollte

und setze mich leise auf sein Bett. Er schaltete sein Handy und alle Lichter aus und setzte sich neben mich. Ich hörte Schritte auf Andrés Zimmertür zugehen und kurz darauf jemanden an seine Tür klopfen. Er forderte mich nochmals per Zeigefinger vor dem Mund dazu auf, ruhig zu sein. Es fiel mir schwer, weil er dabei eine wirklich komische Grimasse zog. Wir blieben einen Moment lang so sitzen, bis die Schritte sich wieder von der Tür entfernt hatten.

Dann begann er mich aufzuklären: »Das war nur ein Kumpel aus der Uni, wir hatten uns für heute verabredet, aber ich hab grade einfach keinen Bock zu lernen!«

Ich entgegnete: »Wieso sagst du ihm nicht einfach per Telefon Bescheid?«

Er: »Mein Akku ist leer und das Ladegerät liegt im Auto.«

Ich bewunderte ihn für das Seelengleichgewicht, welches er dabei behielt.

Ich hielt ihn für sehr intelligent. Sein Abitur schrieb er ohne jegliche Unterlagen, aus denen er für die Prüfungen hätte lernen können. Auch in seinem Studium war er sehr erfolgreich mit einem Minimum an Zeitinvestition.

Handynummern konnte er aus dem Kopf abrufen.

Einmal regte ich mich beim Lernen in seiner Gegenwart über einen medizinischen Fachbegriff auf - manche Begriffe davon könnte man wirklich unbemerkt in einem Zauberspruch unterbringen, zum Beispiel „Abrakadabrahepatosplenomegalie“[5]. Der Fachbegriff, über den

[5] Heptaosplenomegalie ist ein mögliches Symptom verschiedener Erkrankungen, bei der sich die Leber und die Milz vergrößern.

ich mich aufregte, beinhaltete zwei S, zwei R und zwei A. Ich sagte: »Find erstmal ein Wort, welches zwei s, zwei r und zwei a enthält.«
Es dauerte zwei Sekunden und er entgegnete mir: »Wasserrundaal«
Abgesehen davon, dass es diesen Fisch wahrscheinlich gar nicht gibt, habe ich trotzdem wieder einmal über ihn gestaunt. Und falls dieser Fisch irgendwann entdeckt werden sollte, wäre ich auch nicht überrascht.
Ich hatte ihn sehr gern. Mit dem Ende des ersten Lehrjahres waren wir bereits ein Jahr lang beste Freunde. Wir konnten über alles reden, uns alles anvertrauen und hielten fest zusammen. Diese Freundschaft hatte eine unbeschreibliche Intensität. Ich war sehr stolz darauf.

Erstkontakt

Mein zwanghaftes Streben nach Bestätigung belastete mich sehr. Schon zu dem damaligen Zeitpunkt war mir klar, dass mir dieses Bedürfnis statt Erfüllung zu bringen nur Kräfte raubte. Dennoch schaffte ich es nicht damit aufzuhören. Immerzu hielt ich Ausschau nach einem neuen männlichen Opfer, dessen Blicke ich auf mich ziehen wollte und fokussierte mich dann nur noch darauf, mein Ziel zu erreichen. Meist waren es Männer, die wenig Interesse an mir zeigten – sodass ich nicht selten leer ausging. Oftmals hatte ich deswegen für meinen Partner Adrian nichts weiter als schlechte Laune übrig und blockierte durch diese Aktionen die Liebe zu ihm. Ich sprach mit ihm darüber und er reagierte, obwohl er so unter meiner Macke zu leiden hatte, wie immer sehr verständnisvoll: »Du bist halt so eine kleine Verrückte, die ihre Bestätigung braucht – ich liebe dich aber trotzdem und gebe dich nicht auf!«

Er wollte mich annehmen wie ich war und so probierten wir es einige Zeit weiterhin miteinander. Ich bewunderte Frauen, die sich über Kochrezepte und Pflanzen unterhalten konnten und stellte mir deren Leben aber zeitgleich furchtbar langweilig vor. Ich hätte mich gern geändert, aber ich hatte keine Idee, wie ich das bewerkstelligen sollte.

Die Beziehung zu Adrian ging schließlich in die Brüche, hauptsächlich deshalb, weil der Trieb nach der Bestätigung irgendwann so intensiv wurde, dass ich bereit gewesen wäre, ihn sexuell zu betrügen. Ich tat es zwar nicht, registrierte aber wachsende Tendenzen und war so erschrocken darüber, dass ich Adrian verließ, um ihn vor mir zu schützen. Ich fühlte mich elendig und an dem Tage der Trennung bat ich Gott, dass er mich verändern sollte. Ich wollte ein besserer Mensch werden und einen einzigen Mann richtig lieben können, ohne dabei weitere Bestätigung zu benötigen. Ein folgenschweres Gebet.

An jenem Tag sagte ich zu André, dass wir uns niemals ineinander verlieben durften. Ich wollte unsere Freundschaft nicht für eine Beziehung opfern, die möglicherweise scheiterte. Als Freunde waren wir ein unzertrennbares und perfektes Team.

Er stimmte mir zu und lobte mich für diesen weisen Gedanken.

In der Freizeit, die ich nach der Trennung als Single nun zur Verfügung hatte, unternahm ich mehr mit Freunden, die hauptsächlich männlichen Geschlechts waren. Am meisten Zeit verbrachte ich mit André. An zweiter Stelle stand direkt Thomas, mein zweitbester Freund, der auch in dem Wohnheim wohnte. Thomas hatte derzeit schon länger ein Auge auf mich geworfen. Da ich wusste, dass Nähe Verliebtheit schafft und ich mich davor schützen wollte, mich in einen meiner besten Freunde zu verlieben, unternahm ich immer im Wechsel etwas mit den beiden.

André mochte Thomas nicht, und zwar schon in der Zeit, als er ihm noch nicht im Wohnheim begegnet war. Es war auch nicht Thomas‘ Persönlichkeit, die ihn störte, sondern die Tatsache, dass ich ab und an auch etwas mit ihm unternahm. Er sagte dann immer in einem spaßig eingeschnappten Ton: »Ich will aber dein einziger bester Freund bleiben!«, was ich ziemlich niedlich fand. Als sich die beiden dann zum ersten Mal auf einer Party begegneten, machte ich sie miteinander bekannt. Thomas reichte André die Hand. André streckte ihm seine Hand entgegen, verfehlte allerdings aufgrund des hohen Alkoholpegels die von Thomas und sagte: »Ach du bist dieser scheiß Affe Thomas!«

Zum Glück war Thomas ein ausgeglichener Typ und mit einem hohen Maß an Selbstkontrolle ausgestattet, sonst hätte diese Situation zu einer bösen, nonverbalen Auseinandersetzung führen können. Nichtsdestotrotz waren die beiden von diesem Tag an verfeindet.

Erhielt ich einen Anruf von Thomas in Andrés Nähe, dann äffte er Thomas nach, soweit er ihn durch die Sprechanlage aus seiner Entfernung verstehen konnte. Er nannte ihn auch nie bei seinem Namen, sondern immer nur »Affe.«

Ich schimpfte ihn zwar dafür aus, konnte aber dabei nie richtig ernst bleiben, weil ich aufgrund der Art und Weise, wie er über ihn sprach, immer grinsen musste.

Mittlerweile war ich zwei Wochen lang Single und mit Thomas zum Kaffeetrinken verabredet. Ich musste André also für jenen Nachmittag absagen und damit er sich nicht zu sehr vernachlässigt fühlte, bastelte ich ihm vorher eine Collage aus allen Bildern, die es bis zu diesem Zeitpunkt von uns gab. Die Collage wurde ziemlich groß. Zwei Stunden lang saß ich da und bastelte für ihn. Ich schrieb extra rechts unten in die Ecke „Für immer beste Freunde <3“. Weil ich es hasste, so lange zu sitzen, ging ich im Anschluss noch eine Runde Joggen. Danach klopfte ich bei André, um ihm die Collage zu überreichen. Er öffnete die Tür.

Ich: »Guck Mal, das habe ich für dich gebastelt!«

Er: »Oh, Danke! Echt nett von dir. Ich würde dich ja jetzt auch umarmen, aber wie ich sehe kommst du gerade vom Joggen.«

Seine Stimmlage in Kombination mit seinem Blick zeigte mir, dass er sich nicht sonderlich begeistern ließ. Die Eifersucht stand seiner Freude im Weg. Ich sah das nicht so eng, weil ich mir dachte, dass er sich wieder einkriegen und im Nachhinein darüber freuen würde.
Am nächsten Abend lud mich André auf eine Hausparty ein, die in einem kleinen Rahmen bei einem seiner Kumpel stattfand. Dummerweise stand am gleichen Abend bei Thomas und seinen Freunden auch eine Feier an. Da ich bereits Thomas zugesagt hatte, aber André auch nicht wieder versetzen wollte, entschied ich mich dafür, den Abend zu splitten. Ich fragte Thomas, ob es okay für ihn war und da er einwilligte, ging ich zuerst mit André für ein paar Stunden zu seinen Freunden.
Als wir dort waren, verhielt er sich mir gegenüber absolut inakzeptabel. Er bestand darauf, dass alle Gäste ein Mathe-Quiz mit ihm spielen sollten, obwohl er wusste, dass Mathematik nicht meine Stärke war. Als sein Kumpel mir die Spielregeln erklärte, unterbrach er ihn: »Komm hör auf ihr das zu erklären, das kann man sich ja wohl logisch zusammenreimen.«
Die Krönung war, dass er sich während des Spiels über mich lustig machte und mich dann noch in Anwesenheit der anderen als dumm bezeichnete. Ich war schockiert über das Funkeln und Leuchten, welches ich dabei in seinen Augen sehen konnte.
Dass er frustriert war, weil ich noch am selben Abend zu Thomas gehen würde, war mir klar. Allerdings war das keine Entschuldigung für mich, ein solches Verhalten an den Tag zu legen.
Ich war so erschrocken über die Feindseligkeit, dass ich regungslos wie in einer Schockstarre am Tisch saß

und mich nicht verteidigte. Irgendwann beschloss ich dann auf Thomas‘ Feier zu gehen und verabschiedete mich freundlich von André und seinen Freunden.
Als ich bei Thomas war, rief ich André an und teilte ihm - etwas verspätet, aber besser als nie - mit Entsetzen meine Meinung mit. Ich fragte ihn, was er sich dabei gedacht habe und sagte, dass ich ihm bei Wiederholung eines solchen Verhaltens die Freundschaft kündigen würde. Daraufhin schaltete ich mein Handy aus, um meine Ruhe zu haben. Ich war von seinem Verhalten enttäuscht und wütend auf ihn. Das war unser erster Streit.
Als ich am nächsten Morgen mein Handy wieder einschaltete, hatte ich sehr viele Nachrichten und verpasste Anrufe von André auf meinem Handy. Er entschuldigte sich ununterbrochen und bat um ein baldmöglichstes Treffen. Wir trafen uns am Nachmittag an einem See und gingen spazieren.
Er sagte: »Ich sehe alles ein und es tut mir wirklich leid. Ich konnte auch die ganze Nacht deswegen nicht schlafen. Ich war halt auch schon total genervt von Dana, weil ich mich mit ihr gestritten habe und dann gehst du auch noch zu Thomas und dann habe ich mich total hängen gelassen gefühlt. Bitte sei nicht mehr sauer auf mich, Dana spricht auch kein Wort mehr mit mir und ich kann es mir echt nicht leisten, mit zwei Frauen zeitgleich Stress zu haben.«
Ich konnte ihm nicht mehr böse sein und verzieh ihm.
In wenigen Tagen standen die Sommersemesterferien vor der Tür und wie viele andere Studenten aus dem Wohnheim fuhr Thomas für sechs Wochen in die Heimat zu seiner Familie. In das sonst so belebte Gebäude

kehrte ungewohnte Ruhe ein. Ich beneidete die Studenten um die ausgedehnte Zeit der Freiheit.
Die wenigen bleibenden Bewohner waren Studenten, die Nachprüfungen zu schreiben hatten, und André, der sich eigentlich täglich vornahm, nach Hause zu fahren, dem aber immer wieder die Unlust in die Quere kam, sich über eine Stunde hinters Steuer zu setzen.
»Morgen fahre ich dann wirklich«, hörte ich es täglich aus seinem Mund kommen. Nicht, dass mich seine Anwesenheit gestört hätte - im Gegenteil: Jeden Tag fiel uns eine neue Aktivität ein, die wir in Angriff nahmen. So geriet zwar die Treffrotation der männlichen Bekanntschaften aus dem Gleichgewicht, aber so war ich wenigstens nicht alleine. Wir unternahmen so viel gemeinsam wie nie zuvor. Weil wir uns kaum getrennt voneinander in unseren Zimmern aufhielten, scherzten wir sogar damit, uns bald ein Zimmer teilen zu können. Dadurch hätten wir uns dann eine Zimmermiete sparen können.

Küsse niemals deinen besten Freund

Am Donnerstag in der letzten Semesterferienwoche war es dann soweit: André fuhr nach Hause, weil sein zweieinhalb Jahre jüngerer Bruder Geburtstag hatte.
Die Freundschaft hatte sich so intensiviert, dass wir uns bereits nach dem ersten Tag vermissten. Er lud mich für den Freitag zu sich in die Heimat ein und ich fuhr ihm nach. Ich blieb über Nacht dort.
An jenem Abend, noch ohne bereits Verliebtheitsgefühle entwickelt zu haben, tranken wir wie öfters an einem gemütlichen Abend gemeinsam eine Flasche Rotwein. Ich erinnere mich noch daran, wie glücklich und dankbar ich auch an diesem Abend für diese Freundschaft war.
Und dann tat ich etwas Unüberlegtes. Die Stimmung lockerte sich und er neckte mich mit der Aussage
»Du kannst sicher nicht so gut küssen wie ich.«
Der Alkohol hatte bereits seine Wirkung entfaltet und ja, ich sprang darauf an und küsste ihn ohne über mögliche Konsequenzen nachzudenken. Im Anschluss gingen wir mit seinem kleinen Hund spazieren, der zum Glück wenig haarte, sodass ich nicht allergisch reagierte. Er sagte: »Hier geht Dana auch immer spazieren, es wäre witzig, wenn sie uns zusammen sieht!«
Am nächsten Morgen fuhr ich zurück nach Würzbach, weil ich für den Frühstücksservice in der Gaststätte eingeteilt war.
Weil die Semesterferien bereits zu Ende waren, reiste auch André am Sonntag wieder zurück nach Würzbach. In dem folgenden Monat verbrachten wir weiterhin jede mögliche freie Minute miteinander und ich merkte langsam aber sicher, dass mir der Gedanke, ihn

mit einer anderen Person zu teilen, nicht mehr gefiel. An diversen Reaktionen und Äußerungen von Andrés Seite, ließ er mich wissen, dass es ihm ähnlich erging. Wir hatten uns ineinander verliebt. Mist!
Zu der Vorstellung ihn irgendwann als meinen festen Freund zu bezeichnen, war ich sehr ambivalent eingestellt.
Nicht nur er kannte mich durch und durch, auch ich sah jede seiner nächsten Bewegungen und verbalen Äußerungen im Voraus.
Ich wusste, dass er zu dem Zeitpunkt mit seiner Ex-Freundin Dana gefühlsmäßig noch nicht abgeschlossen hatte, weil er immer wieder von ihr sprach. Es gab Zeiten, in denen er zwar weniger an sie dachte, aber sie war nach wie vor in seinem Geiste verwurzelt.
Auch die Aussage »Hier geht Dana auch immer spazieren, es wäre witzig, wenn sie uns zusammen sieht!« zeugte davon. Es hätte ihm obendrein noch gefallen, sie durch mich eifersüchtig zu machen.
Wenn mit einer alten Beziehung abgeschlossen wurde, dann hat man nicht den Drang den Ex-Partner zu kränken und dann ist es einem auch egal, wo der andere sich herum treibt und was er denkt.
Sein mangelndes Durchhaltevermögen weckte in mir die Befürchtung, dass er so lange in unsere Beziehung investieren würde, bis ihm die Lust verging, so wie es mit all den Dingen geschah, die er sich vornahm.
Seltsam fand ich auch, dass er sich selbst dann nicht für eine Sache aufraffen konnte, wenn es um eine Herzensangelegenheit ging. Diesen Verdacht schöpfte ich daraus, weil er mir regelmäßig predigte, wie sehr er das Ende der Beziehung mit Dana bedauerte. Wenn ich ihn dann dazu motivieren wollte für sie zu kämpfen,

blockte er ab. Hoffnung hätte es gegeben, denn ab und zu durfte ich den Schriftverkehr mitverfolgen und aus dem Inhalt ihrer langen Nachrichten konnte ich anhand der Emotionen herauslesen, dass sie noch viel für ihn empfand.
Wenn er Anklagen von Dana zu lesen bekam, sagte er einfach nur »Bitch« oder »Irgendwann ist auch mal wieder gut mit dem Herummosern« und klappte seinen Laptop zu. Weil er in meinen Augen unfähig schien, Dana richtig zu begegnen, war ich ein paar Mal schon kurz davor, ihr selbst eine Nachricht zu schreiben, in der ich ihr mitteilen wollte, dass er sie nach wie vor liebte. Aus Respekt unterließ ich das natürlich.
Obwohl er sie liebte, wie er mir unzählige Male predigte, betrog er sie wie bereits erwähnt einmal sexuell. Durch das Fremdgehen öffnete er eine Tür, und aufgrund seiner Persönlichkeitsstruktur dachte ich mir, dass diese ihm weiterhin offen stand und er bestimmt wieder hineintappen würde.
Das waren alles Dinge, über die ich vor unserem Kuss nie bewusst nachgedacht hatte, weil sie für mich für die Freundschaft irrelevant waren. Nun aber rückten sie nach und nach in mein Bewusstsein und verunsicherten mich dabei, gedanklich einen Schritt in Richtung Beziehung zu wagen.

Anmerkung der Autorin:
Beobachten Sie – soweit die Möglichkeit besteht - aufmerksam das Verhalten ihres (zukünftigen) Partners im Umgang mit der/dem Ex. Die Chancen stehen gut, dass er sich nach einer Trennung ihnen gegenüber genauso verhält.

Ich war wenig stolz darauf, dass ich mehr für André empfand und überlegte mir eine Strategie, dem belastenden Gefühlschaos ein Ende zu setzen. Ich überlegte mir, vorerst weniger mit André zu unternehmen in der Hoffnung, dass die entstandenen Gefühle wieder nachließen. Das Wochenende stand vor der Tür und ich fuhr in meine Heimat, um ein wenig Abstand für mich zu gewinnen. Wir unterhielten uns über Facebook und ich teilte André meine Befürchtungen mit, weil er mir ständig an den Füßen klebte und ich den Eindruck hatte, dass er durch seinen Testosteronspiegel völlig benebelt war.

Ich: »Ich bin etwas durcheinander wegen dem, was zwischen uns passiert und denke, dass ich etwas Abstand brauche. Ich spüre irgendwie, dass mir der Kontakt momentan nicht gut tut. Ich spiele sogar mit dem Gedanken, die Freundschaft auf ein Minimum zu begrenzen.«

Er: »Das ist schade, weil du für mich echt etwas Besonderes warst. Wir konnten immer über die gleiche Scheiße lachen und das ging mir selten bei einem Mädchen so.«

Ich hielt kurz inne und dann kam schon die nächste Nachricht von ihm:

»Mary es ist nicht so als ob bei mir keine Gefühle im Spiel wären. Ich hätte es dir vielleicht schon deutlicher sagen sollen, aber ich hatte Angst mein Innerstes zu offenbaren. Ich liebe dich nämlich ein bisschen. Es wäre doof, wenn wir das zwischen uns beenden, weil ich echt viel vorhabe und du sollst als meine Freundin dabei sein. Findest du unsere Zeit so schlimm?«

Ich: »Wie stellst du dir das vor? Wie soll das gut gehen wo ich doch weiß, dass du noch an Dana hängst. Und

das ist ja auch okay und ich verurteile dich deswegen nicht, aber so kann das nicht gut gehen und das sollst du wissen. Sobald du dich mit Dana versöhnst, bin ich erledigt.«
Er: »Schickst du mir vorgefertigte Textpassagen?☺«
Mist, er hatte mich erwischt! Ich schickte ihm tatsächlich einen vorgefertigten Text, den ich nur dezent umformuliert hatte – ich hätte ihn vielleicht der letzten Nachricht noch besser anpassen sollen, damit er es nicht registriert.
Ich: »Nein.«
Er: »Okay. Und haha, keine Sorge das wird nicht vorkommen. Wir haben keinen Kontakt mehr zueinander. Ehrlich. Mach dir keinen Kopf, ich will Dana nicht mehr. Ich war mit dir zuletzt glücklicher. Und du bist bei meinen Eltern auch mehr akzeptiert als sie.«
Ich: »Du vergleichst mich ständig mit ihr. Du kennst mich und mein instabiles Wertgefühl, das dem auf Dauer nicht standhalten könnte, wenn ich weitere Gefühle für dich zulasse. Ich werde niemals Dana sein. Ich möchte einfach kein Opfer männlicher Hormone werden, verstehst du? Für mich gehört mehr dazu, einen Schritt in die Beziehung zu wagen als das Verlangen nach Sex.«
Er: »Der Gedanke, dass ich nicht der Richtige für dich sein könnte, macht mich traurig. Ich glaube du schätzt mich ein bisschen falsch ein, ich bin gar nicht so asozial wie du denkst. Baby, ich will dich. Du bist mehr als du denkst. Und ich weiß von deinen Problemen. Aber ich will dir helfen, wo ich kann. Ich meine es wirklich ernst, du bist mir zu wichtig, als dass ich dich alleine lassen könnte. Und das sind keine leeren Phrasen.«

Er schien es wirklich ernst zu meinen und meine Gefühle für ihn manifestierten sich.
Das Wochenende näherte sich dem Ende und ich fuhr am Sonntagabend zurück nach Würzbach, wo André bereits im Wohnheim in seinem Zimmer auf mich wartete. Ich öffnete die Tür und bemerkte, dass alle möglichen Lampen brannten, die sich in seinem Zimmer befanden. Erstaunt sagte ich:
»Bei dir brennen ja alle Lichter!«
Er schien nicht sonderlich gut gelaunt zu sein und antwortete kühl:
»Keine Angst, ich bin nicht depressiv.«
Tatsächlich dachte ich in diesem Moment an die Depressionsprävention mithilfe von Tageslichtlampen.
Ich setzte mich auf sein Bett, auf dem sich meist sein Laptop befand und entdeckte auf dem Nachttischschränkchen eine zur Hälfte angebrochene Wodka-Flasche. Ich wusste, dass sie vor dem Wochenende noch nicht dort gestanden hatte. Hatte er sich betrunken, als er mit mir schrieb?
Ich fragte ihn:
»Ist die Flasche von gestern Abend?«
»Jo«
»Du betrinkst dich alleine?«
»Ja, ich hatte Bock darauf. Aber keine Angst, ich habe trotzdem alles so gemeint, wie ich es geschrieben habe.«
Völlig baff darüber, dass er wieder genau das aussprach, was ich dachte, nickte ich und war still. Er schien mich sehr gut zu kennen.
Ich verstand nicht, weshalb er nun so schlecht gelaunt war aber nahm es so hin, immerhin hat jeder Mal einen schlechten Tag. Dennoch beunruhigte mich diese Situation.

Durch seine Überredenskünste und aus der Erkenntnis heraus, dass eine normale Freundschaft durch die entstandenen Gefühle nicht mehr möglich war, wagte ich noch am gleichen Abend dann doch den Schritt in die Beziehung.

Die Beziehung

Dank eines Tagebucheintrages erinnere ich mich noch genau an den Ablauf des ersten Tages der Beziehung: »André kam erst um 23:20 Uhr zurück ins Wohnheim, obwohl er wusste, dass ich dort auf ihn wartete. Als ich dann rüber in sein Zimmer kam, sagte ich ihm, dass ich gleich einschlafen wollte weil ich müde war. Daraufhin schaltete er den Laptop und den Fernseher ein und drehte sich eine Zigarette. Ich hatte Durst und fragte ihn, ob er mir das Wasser reichen könnte. Er sagte »gleich«, vergaß es aber im Anschluss. Als er sich endlich neben mich schlafen legte, drehte er sich von mir weg. Adrian hätte direkt alle Lichter ausgemacht und mich in den Schlaf gestreichelt. Ich bin viel zu verwöhnt von meinem Ex-Freund und obendrein viel zu sensibel. Ich habe Angst mich ewig schlecht neben André zu fühlen.«

Am zweiten Abend der Beziehung blieb ich zum Lernen in meinem Zimmer, da ich mich konzentrieren wollte. Außerdem hatte ich keine Lust, die ganzen Bücher die Treppen hinunter in sein Zimmer zu schleppen. Am darauffolgenden Tag erzählte André mir, dass er wieder Kontakt über Facebook zu Dana aufgenommen hatte. Seine Begründung war, dass er es einfach „doof" fand, dass ich ihn am gestrigen Abend nicht besucht hatte.

Hing er also doch noch an Dana? War ich nur ein Pflaster auf einer Wunde, die sofort wieder zu bluten begann, wenn ich weg war?

Ich hatte Bedenken, dass ich erledigt wäre, sobald er sich mit Dana versöhnt hätte. Ich fühlte mich in eine Ersatzrolle gepresst und damit nicht wirklich geliebt.

Ich war unglücklich und hatte den Eindruck, dass er mir nicht seine ganze Liebe widmen konnte, weil sein Herz noch Dana gehörte. Zwischen zwei Herzen sollte kein Drittes sein. So wollte ich keine Beziehung führen und trennte mich am dritten Tag der Beziehung von ihm.

Die Traurigkeit war auf beiden Seiten unbeschreiblich groß und zum ersten Mal nach über einem Jahr sahen wir uns drei Tage am Stück nicht.

Am Abend des dritten Tages, klopfte er an meine Tür und kniete unter Tränen vor mir nieder:

»Ey Putzl, es tut echt weh. Das kannst du echt nicht mit mir machen, ich liebe dich! Du bist meine Nummer eins, das Gespräch mit Dana war bedeutungslos! Ich versteh einfach nicht, wie du das jetzt alles einfach so über Bord werfen kannst. Bitte verzeih mir, manchmal benehme ich mich einfach behindert, aber du darfst dann nicht gleich denken, dass ich dich nicht lieben würde! Mir geht es echt hammer hart scheiße ohne dich. Ich habe jetzt erst einmal gemerkt, wie viel du mir bedeutest und auch der Dana gesagt, dass ich jetzt mit dir zusammen bin. Bitte verzeih mir, es tut mir leid!«

Es ging ihm wirklich schlecht und er wollte mich nicht verlieren. Ich entschuldigte ihn damit, dass es ihm wahrscheinlich schwerfiel, von dem Freundschaftsmodus, in dem er seinem Mundwerk freien Lauf ließ und mir hemmungslos jeden Gedankengang mitteilte, plötzlich in den Beziehungsmodus zu wechseln.

Die Sehnsucht war kaum zu ertragen und so tat ich sein Verhalten als trottelig ab und gab ihm noch eine Chance.

Die folgenden Tage waren traumhaft. Er war sehr aufmerksam und ließ mich spüren, wie wichtig ich ihm war. Sobald er nach den Vorlesungen zurück ins Wohnheim kam, klopfte er zuerst an meine Tür, bevor er in sein Zimmer ging. Er sprach Gedankengänge aus wie: »Ich erkenne mich selbst nicht mehr, ständig habe ich das Gefühl, dass ich zu Putzl will.«, »Ich glaube, ich war noch nie so verrückt nach einer Frau, wie ich es nach dir bin!« und »Ich muss zugeben, dass ich dich immer schon ziemlich toll fand, aber jetzt ist es echt ein bisschen extrem.«

Ein Kompliment folgte dem anderen.

In dieser Zeit waren wir beide sehr ineinander verliebt. Als er mich einmal im Arm hatte, sagte ich zu ihm: »Ich hätte nie gedacht, dass ich nach der Beziehung mit Adrian noch einmal dazu in der Lage sein könnte, solche Vertrautheitsgefühle zu entwickeln!« Er entgegnete überzeugt: »Das gleiche dachte ich mir auch gerade!«

Seit sechs Tagen waren wir nun wieder ein Pärchen, mit dem Unterschied, diesmal sehr glücklich miteinander zu sein. Ich bereute es absolut nicht, uns noch eine Chance gegeben zu haben.

Es war Freitag und das Wochenende stand vor der Tür. André entschied am Nachmittag spontan, zu sich in die Heimat zu fahren und lud mich ein, mitzukommen.

Er schrieb:

»Putzl! In einer halben Stunde mit mir mitfahren nach Hohengotha.☺«

Ich las die Nachricht als ich im Unterricht saß und spürte wie mein Puls in die Höhe ging. Ich war ziemlich aufgeregt bei dem Gedanken, mit ihm als seine Freundin zu sich nach Hause zu kommen. Ich hätte bei

Schwierigkeiten nicht einmal mit meinem Auto flüchten können, weil wir mit seinem Auto fahren wollten. Da ich es aber positiv aufregend empfand und ich das Wochenende frei hatte, antwortete ich:
»Ja, ok.☺«
Er: »Hast du Schiss?«
Ich weiß nicht genau, anhand welcher Faktoren er diese Befürchtung wieder einmal festmachte. Ich musste mich einfach daran gewöhnen, dass er immer wusste, was in mir vorging, auch wenn er mich nicht vor sich hatte. Ich brauchte gar nicht erst versuchen, ihm etwas vorzumachen und antworte:
»Ein bisschen vielleicht.☺«
Er: »Ich ehrlich gesagt auch ein bisschen. Aber wir bekommen das schon hin!«
Als ich von der Schule kam, packte ich schnell meine Tasche und stieg zu ihm ins Auto. Unsere Hände lagen die gesamte Fahrt ineinander. Weil zu dieser Zeit einige Klausuren bei mir anstanden, war ich vom vielen Lernen der letzten Tage bis spät in die Nacht müde und machte die Fahrt über ein Nickerchen.
Ich erwachte erst wieder auf dem Parkplatz eines Lebensmittelgeschäftes, als André die Autotür zumachte um irgendetwas einkaufen zu gehen. Als er zurückkam, hatte er eine XXL-Packung Erdnüsse für mich dabei.
An jenem Wochenende entdeckte ich mir bis zu diesem Zeitpunkt unbekannte schlechte Verhaltensweisen von André. Er kommandierte seine Mutter herum: Mutter mach mal dies, mach mal jenes, mach mal das besser und so weiter.

Anmerkung der Autorin:
Solche Tendenzen sollten bei Kindern im frühen Stadium im Keim erstickt werden.

Manchmal sprach er auch auf herablassende Art und Weise mit ihr.
Andrés Mutter:
»André ich war heute wegen des Pullis in der Stadt, den du dir wünschst. Ich habe ihn jetzt erstmal noch nicht mitgenommen, weil ich in einem anderen Geschäft den gleichen Pulli, nur mit einer zusätzlichen Kapuze, fünf Euro teurer gesehen habe. Welchen möchtest du haben, den mit oder den ohne Kapuze?«
André wurde laut: »Ganz ehrlich, natürlich den, der günstiger ist! Ich hasse Kapuzen, das solltest du nach neunzehn Jahren langsam mal wissen!«
Ich war entsetzt über sein Verhalten und ließ ihn das auch im Anschluss wissen:
»Ich bin entsetzt über das Verhalten, welches du deiner Mutter gegenüber an den Tag legst. Sie hat es nur gut gemeint und du reagierst total unverschämt. Das ist mir unverständlich!«
André wurde traurig und sagte: »Du hast Recht, tut mir leid, bitte sei nicht sauer auf mich, ich will nicht, dass du schlecht über mich denkst!«
Er verhielt sich ihr gegenüber oftmals respektlos, wobei die Mutter daran nicht ganz unschuldig war. Sie ließ sich das alles gefallen und förderte zu meinem Erschrecken dieses Verhalten. Beispielsweise forderte sie ihre beiden Söhne dazu auf, die Teller nach dem Essen auf dem Tisch stehen zu lassen und nicht in die Spülmaschine zu räumen, mit der Begründung, das nachher selbst erledigen zu können.

Irgendetwas lief in der Familie schief, jedoch konnte ich noch nicht benennen, was es war.
Es gab aber auch Situationen in meinen Erinnerungen, die sich mit dem Gedanken, dass er seine Mutter nicht zu schätzen wusste, nicht deckten. Er sprach zum Beispiel immer in den höchsten Tönen von ihr und einmal telefonierte er in meiner Anwesenheit ganze dreißig Minuten lang mit seiner Mutter, um ihr einen Ratschlag nach dem anderen für ihre Probleme zu geben. Sie schüttete ihm am Telefon ihr ganzes Herz aus und fragte ihn nach seiner Meinung zu diversen Themen. In dem Moment kam er mir auch nicht wie ihr Sohn vor, sondern eher wie ein Ratgeber. Jedenfalls dauerte ein Gespräch bei André normalerweise maximal zwei Minuten, aber für seine Mutter nahm er sich da richtig viel Zeit.
Damit redete ich ihn in meinen Gedanken wieder gut, weil ich ja wusste, dass sie ihm im Grunde sehr wichtig war.
Ich bewertete das Geschehene nicht über und wir genossen das Wochenende in vollen Zügen. In dieser Zeit hatte ich das Gefühl, dass nichts in der Welt dieser tiefen Verbindung zu diesem Menschen etwas anhaben könnte.
Leider lernte ich immer weitere schlechte Seiten an André kennen, sodass schon bald die Phase des „gemeinsamen Glücklichseins“ vorüber war.

Anmerkung der Autorin:
In den folgenden Absätzen werde ich ohne eine genaue Zeitangabe über den Verlauf und über Situationen der weiterführenden Beziehung berichten, die Mary leider ohne zeitliche Ordnung in Erinnerung geblieben sind.

André war sehr dominant und auch ich musste viel einstecken.
Er bekam keine klaren Grenzen gezeigt im Umgang mit seiner Mutter. Dieses Phänomen zeigte er dann auch im Umgang mit anderen Frauen – auch mit mir. Männer suchen sich meist Frauen, die ihren Müttern ähneln.
André kannte sich mit diesem Modell aus, was ihm Sicherheit versprach und wodurch er sich mir überlegen fühlte. Er konnte sich bei seiner Mutter alles erlauben und damit verlor er immer mehr den Respekt vor ihr. Das Verhalten Dana gegenüber, sie mit mir eifersüchtig zu machen war auch eine Form von Respektlosigkeit, weil er ihre Entscheidung, dass sie nicht zu ihm zurück wollte, nicht akzeptierte. Wollte er ihr folgende Botschaft vermitteln: »Komm zu mir zurück, du siehst, wie gefragt ich bin!«?
Oder wollte er sie verletzen? Verletzen weswegen?
Er sprach weiterhin von Dana und verglich mich mit ihr, was mir zeigte, dass sie immer noch in seinem Kopf präsent war. Im Wechsel war ich mal die Bessere und dann wieder sie. »X habe ich an Dana geliebt…« oder »Echt schön, dass du Y, denn das hat mich an Dana immer genervt.«
Einmal fragte ich ihn: »Putzl, wen findest du schöner: Dana oder mich?«
Er antwortete: »Das kann man so nicht sagen. Ihr seid beide auf eure Art und Weise schön.«
Wenn er mir Süßigkeiten anbot, lehnte ich ab. Er sagte dann: »Dana hat immer gegessen, was sie wollte. Das habe ich echt an ihr gemocht!«
Als wir einmal gemeinsam shoppen waren, wollte er mir unbedingt einen Pulli andrehen, der überhaupt

nicht meinem Style entsprach: »Komm schon, der Pulli ist total niedlich! Ich kaufe ihn dir auch.«
Das Wort »niedlich« hatte er bisher immer nur im Zusammenhang mit Dana benutzt. Ich bestand auf meiner Meinung und sagte: »Du kannst aus mir keine Dana machen, das musst du akzeptieren!«
André wirkte betroffen und hatte für den Rest des Tages schlechte Laune.
Ich wollte mich nicht verstellen und wehrte mich dagegen, ein Chamäleon zu werden. Ich wollte auch keine Neidgefühle entwickeln, weil ich Neid verachtete und zu vermeiden suchte. Ich entwickelte auch keine Wut auf Dana, obwohl er sie in meinen Gedanken als die Frau schlechthin formte und mich so oft mit ihr verglich.
Einmal schenkte ich André einen Schlüsselanhänger mit lila Herzen am Rand. Er freute sich und sagte:
»Oh, danke Putzl! Also das ist jetzt echt mal niedlich!«
Seinem Tonfall zufolge hörte sich das fast nach einem Vorwurf an, so auf die Art, dass es schon längst fällig gewesen wäre, mich so „niedlich" wie Dana zu verhalten. Statt „echt mal" hätte er auch „endlich" sagen können. Allerdings war ich mir meiner Auffassung nicht mehr sicher.
Machte ich ihn darauf oder auf andere mir unangenehme Punkte aufmerksam, sagte er anfangs noch: »Manchmal bin ich eben einfach ein bisschen behindert, dann darfst du aber nicht gleich denken, dass ich dich nicht lieb hätte.« oder »Ich hab dich lieb, das musst du mir jetzt einfach mal glauben. Ich könnte das gar nicht vorspielen.«
Später reagierte er aber immer genervter: »Oh, was kommt denn jetzt schon wieder?« oder »Oh Gott, du

bist echt die sensibelste Freundin, die ich jemals hatte!« - damit waren die Gespräche meist beendet.
Ich verstand nicht, wie er manchmal so kalt zu mir sein konnte, wo er doch wusste, dass ich verletzlich war und er auch selbst so war. Wir sprachen quasi die gleiche emotionale Sprache, aber er schien sie nicht zu verstehen, wenn ich sie sprach. Da das so paradox war, hörte es sich für mich sinnvoller an, dass mit meiner Wahrnehmung etwas nicht stimmte. Ich traute mich immer weniger etwas anzusprechen, aus Angst, aufgrund meiner Sensibilität weiter verletzt zu werden. Ich hasste mich mehr und mehr aufgrund meiner nervigen Empfindlichkeit.
Ein anderes Mal saßen André und ich am Abend mit fünf weiteren Freunden gequetscht in meinem Auto auf dem Weg in eine Therme. Da ich mich ständig verletzt fühlte und mich nicht anders zu wehren wusste, erzählte ich unseren Freunden, dass ich vorhabe, in ungefähr einem Jahr das Wohnheim zu verlassen und mir eine kleine Wohnung etwas zentraler in der Stadt zu suchen. Ich hatte André nie zuvor davon erzählt, weil es nicht stimmte. Ich erzählte es, weil ich wusste, dass es etwas mit André machen würde – nämlich ihn verletzen, so, wie ich mich von ihm verletzt fühlte. André reagierte ziemlich gelassen. Auch der weitere Abend verlief unauffällig. Als wir aber zurück ins Wohnheim kamen, folgte er mir in mein Zimmer und setzte sich langsam auf mein Bett. Er wirkte traurig und wütend zugleich, wobei Letzteres dominierte. Ich spürte eine ruhige, aber tiefe Wut von ihm ausgehen. »Wir müssen reden. Ich wusste gar nicht, dass du vor hast hier auszuziehen und fühle mich in diesem Punkt auch wirklich hintergangen«, sagte er. Ich rechtfertigte mich damit,

dass der Gedanke noch gar nicht gefestigt war und ich vorhatte, es ihm zu erzählen und dass es mir Leid tat, ihn nicht schon vorher informiert zu haben. Ich fühlte mich zu hundert Prozent verantwortlich für seine Gefühlslage. Ich war mir sicher, ihn im Auto unbegründet attackiert zu haben, ihn zu Unrecht für ein Problem büßen zu lassen, welches ich mir so erklärte: *Ich fühle mich schlecht neben ihm, weil er mich weniger zu lieben scheint als umgekehrt. Dafür darf ich aber niemand anderen als mich verantwortlich machen.*

Ich war enttäuscht von mir und fühlte mich schuldig. Ich bat ihn um Verzeihung. Er sagte, dass es wieder okay sei und wir gingen in sein Zimmer. Ich spürte, dass es noch nicht okay war aber nahm es so hin und wollte ihm Zeit geben, immerhin hatte er ja allen Grund geknickt zu sein. Angekommen in seinem Zimmer sagte er: »Ich muss dir übrigens noch etwas zeigen. Bei mir in der Heimat hat man vor ein paar Jahren einen Porno in der Halle gedreht, in der mein Eishockeytraining stattfindet – willst du mal sehen?«

Ich stimmte ihm zu, schließlich schien es ihm ein Anliegen zu sein, mir dies zu zeigen und ich wollte mich nun besonders gut um ihn kümmern. Wir legten uns auf sein Bett, er klappte seinen Laptop auf und stellte ihn auf seinen Schoß. Ich kuschelte mich von rechts an seine Schulter und er legte seinen Arm um mich. Dann startete er das Video und spulte ein paar Mal vor, so dass ich eigentlich nicht viel vom Film sah. Die Pornodarstellerin hatte genau wie ich sehr kleine Brüste. *Mutig von ihr, so einen Pornofilm zu drehen!* dachte ich bei mir und fühlte mich nicht ganz wohl. Kurz vor Ende des Pornos sagte er über ihre Brüste in einem abwertenden Ton: »Und wäh, diese Titten sind so hässlich klein.«

Mein Herz schlug mir bis zum Hals. Ich hatte den Eindruck, dass mein gesamter Körper von meinem tiefen Herzschlag bebte und ich hoffte, dass sich die Schwingungen nicht auf seinen Körper übertragen würden, er es also nicht spüren konnte. Daraufhin schaltete er den Laptop aus und umarmte mich liebevoll. Seither hatte ich Angst davor, ihm nicht zu gefallen und wollte den Geschlechtsakt nur noch im Dunkeln mit ihm ausüben.
An einem anderen Abend stylte ich mich für eine Party, auf die ich ohne André eingeladen war.
Eine halbe Stunde lang arbeitete ich an meiner Frisur. Ich war ziemlich stolz auf mein Prachtwerk. Als André ins Bad kam, um sich für eine andere Party fertig zu machen, war er jedoch unzufrieden mit meiner Frisur. Zweimal veränderte ich sie, je nachdem, an welcher Stelle er etwas auszusetzen hatte. Aus einer halben Stunde wurde dann eine ganze Stunde.
Er sagte irgendwann kühl: »Ich finde dich mit offenen Haaren einfach am schönsten.«
Ich ließ meine Frisur wie sie war, weil sie mir gefiel und ich zu meiner Meinung stehen wollte. Das schlechte Gefühl aber blieb: Ich fühlte mich nicht schön neben ihm und gefiel mir immer weniger.
Ich sagte mir: *Problem da ist nicht gleich Ursache da!*[6]

---

[6] „Problem da ist nicht gleich Ursache da" – dieses Gebot gehörte mit zu den wichtigsten, welches mir in der Ausbildung zur Physiotherapeutin gelehrt wurde:
Zwischen einem Inversionstrauma (Umknicken des Fußes nach innen) und Schulterschmerzen kann es einen Zusammenhang geben: Das Wadenbein wird beim Umknicken durch ein Band, welches das Wadenbein und das Fersenbein verbindet, nach unten gezogen. Weit oben am Wadenbein setzt der Muskel „Biceps femoris" an, der nun auf Dauer Zug gerät. Da der

Mary, du bist das Problem. Du empfindest dich als nicht schön genug und deshalb fühlt sich das jetzt so an. Vielleicht reduzierst du dich auf dein Äußeres, nicht er. Er macht das nicht mit Absicht, er kann nichts dafür. Er hat schon mal gesagt, wie schön er dich findet. Außerdem findest du dich ja mit offenen Haaren auch am schönsten. Er hat ja Recht. Du solltest eher dankbar sein, dass er so ehrlich zu dir ist.

Es gelang bisher immer, nicht eifersüchtig auf Dana zu sein, als ich aber auf der Party war, spürte ich, dass das Ganze nicht spurlos an mir vorüberging. Ich war plötzlich wütend auf alle Frauen dort, egal ob hübsch oder nicht hübsch, weil ich glaubte, in jeder irgendeine Eigenschaft von Dana zu entdecken. Ich war heilfroh, dass André nicht dabei war und ihm somit all diese

---

Biceps femoris vom Sitzbeinhöcker kommt (das sind die Knochen rechts und links unter der Pobacke, die man spürt, wenn man die Hände im Sitz unter den Po schiebt), wird das Becken in eine Position der Beckenaufrichtung gebracht (die Position erreicht man, wenn man einen „Buckel“ macht). Die veränderte Beckenposition kann den Fuß auch oftmals noch in eine auswärts gedrehte Position bringen.

Da der große Rückenmuskel, der „Latissimus dorsi“ am Becken entspringt und auf der gleichen Seite über das Schulterblatt oben an einem Knochenvorsprung des Oberarmkopfes ansetzt, hat er somit einen Einfluss auf den Schultergürtel (Schulterblatt, Schulterdach und Schlüsselbein sind miteinander verbunden) und damit auf die gesamte Statik.

Man muss also den Menschen in der Gesamtheit betrachten und die Schuld für Schmerzen nicht nur dort suchen, wo es wehtut.

Das gleiche kann man auch auf das menschliche Gehirn übertragen! Psychotherapie ist ähnlich komplex, wenn nicht noch viel komplexer als Physiotherapie.

Frauen verborgen blieben. Ich erkannte mich selbst nicht mehr und erschrak am nächsten Morgen über mich selbst, als ich meine Gefühle des vergangenen Abends reflektierte.
So neidisch auf andere und so unzufrieden mit mir selbst, war ich noch nie zuvor.
Was war mit mir passiert?
Immer häufiger äußerte sich André mir gegenüber sehr schroff. Überwiegend konnte ich jene Geschehnisse gedanklich abmildern, es gab aber auch Momente, in denen er wirklich unter der Gürtellinie agierte. Anfangs gestand er Fehler ein und entschuldigte sich sogar für diese. Was mir zu dieser Zeit aber bereits auffiel war, dass er jenes Fehlverhalten in naher Zukunft wieder an den Tag legte und dann rechtfertigte. Später nahmen die Geständnisse ab und die Kritik an meiner Sensibilität nahm zu, die laut ihm schuld daran war, sein Verhalten falsch zu deuten. Selbst wenn ein offensichtliches Fehlverhalten vorlag, wollten seine Synapsen diese Informationen nicht an sein Gehirn weitergeben. Es gelang ihm mit Hilfe seiner überzeugenden Redenskünste jedes Mal, mich von meiner Wahrnehmung abzubringen und mein Gefühlserleben glaubhaft als falsch zu deklarieren. Und das, obwohl er früher ganz anders über meine Sicht der Dinge sprach: »Ich muss zugeben: Du bist ziemlich stark was den Psychokram angeht.« Aber gut, meinetwegen, immerhin war ich ja keine Hellseherin. Ein Rätsel blieb mir aber, wieso ich plötzlich seiner Meinung nach alles so dermaßen falsch interpretierte – gerade bei ihm, mit dem ich mich sonst ohne Worte verstand. Verzerrten die entwickelten Gefühle für ihn meine Sicht? Weil er mich so gut kannte, vertraute ich darauf, dass er mich

einschätzen könnte. Irgendwann fühlte ich mich so unwohl neben ihm, wie noch nie zuvor in Gegenwart eines anderen Menschen. Als säße eine fette schwarze Spinne neben mir.[7] Das war mir unerklärlich, weil genau das Gegenteil sonst immer der Fall gewesen war. Bevor er mit mir zusammen war, war er ausgeglichen. Seitdem ich seine Freundin war, wurde seine Stimmung immer schlechter. Letztendlich war ich einfach nur verwirrt und fühlte mich schuldig. Ich dachte also, dass seine gereizte Stimmung mit mir zusammenhängen musste. Ich bemühte mich, noch herzlicher zu ihm zu sein und entschuldigte ihn:
Ich stelle zu hohe Ansprüche. Ich sollte, wie andere Frauen auch, mit Frauen über meine Gefühle sprechen und ihn damit in Ruhe lassen. Männer sind einfach weniger empathisch als Frauen. Adrian war zwar sehr empathisch, aber da war er eine Ausnahme. Jeder hat eben seine Stärken und Schwächen. Von André kann ich das einfach nicht erwarten, er spürt einfach nicht, was der andere im Moment braucht. Ja okay, er weiß irgendwie schon, was ich denke und fühle, aber ... hä? Ok, an dieser Stelle komme ich gerade nicht weiter. Egal.
Ihn dafür verantwortlich zu machen, wie ich mich fühle, ist nicht richtig. Er kann nichts dafür und ich sollte lernen, es mit mir selbst auszumachen, statt mit ihm darüber zu sprechen. Ich verärgere ihn dadurch nur - verständlicherweise.
Eines Tages erzählte ich André, dass eine Bekannte von mir sich regelmäßig in einem Hotel mit einem Mann traf, der ein verheirateter Vater von drei Kindern

[7] Mir machen Spinnen große Angst, sie versetzen mich beim Anblick in eine Art Schockstarre.

war.
Ich: »Nicht, dass ich ihr Verhalten damit entschuldigen würde, aber sie ist nicht einmal verliebt in ihn. Sie ist quasi bei „vollem Bewusstsein". Ich habe sie gefragt, wo ihr Gewissen dabei bleibt. Sie verteidigte sich damit, dass der Mann sowieso fremdgehen würde und wenn nicht mit ihr, dann mit einer anderen Frau. Trotzdem könnte ich das mit meinem Gewissen nicht vereinbaren, sie trägt aktiv zum Zerbrechen der Familie bei.«
Er: »Ich habe zu dem Thema neulich einen Artikel gelesen. Da steht auch, dass man es besser nicht seinem Partner erzählen sollte, wenn man fremdgegangen ist.«
Damals als André mir davon erzählte, dass er Dana betrog, konnte ich Reue in seinen Augen sehen. Er sagte auch: »Das war der größte Fehler, den ich begangen habe. Meine und Danas Familie haben das auch mitbekommen und es waren einfach alle sauer auf mich.«
War er nun doch wieder dazu bereit gewesen? Seiner Antwort nach hörte es sich fast so an.
Ich hatte Angst in wütende Augen zu blicken, wenn ich Punkte, die mir im Kopf herumgingen, zur Sprache brachte.
Ich traute mich nicht, ihn darauf anzusprechen. Ich hatte immer weniger Kraft, Mut und Stolz mich zu verteidigen und meinen Standpunkt zu äußern.
Es kann ja wohl nicht sein, dass ich Angst davor habe, meine Sorgen vor André zu äußern. Wenn man jemanden gern hat – und das hat er mich definitiv - dann interessiert man sich für den anderen und will, dass es ihm gut geht. Es ist vermutlich wieder so ein unbegründetes Empfinden von mir.

Anmerkung der Autorin:
Ihre Alarmglocken sollten klingeln, wenn Sie in einer Beziehung merken, von ihrem Partner nicht gehört werden zu wollen.

Ein paar Stunden später nahm ich meinen Mut zusammen, um nachzufragen, ob ich seine Antwort richtig verstand:
»Ich möchte dir nichts unterstellen, aber diesen Gedanken schleppe ich seit längerem mit mir herum und ich möchte das gern geklärt haben. Du sagtest mir damals, dass du es sehr bereuen würdest, dass du Dana betrogen hast. Deine Aussage vorhin aber hörte sich eher danach an, dass du nach wie vor dazu bereit bist, fremdzugehen, nur mit dem Unterscheid, dass du dich dabei dann geschickter anstellst, um nicht aufzufliegen. Es hörte sich wirklich so an, als hättest du gar nichts aus deinem Fehler gelernt, sehe ich das richtig?«
Er reagierte wütend: »Muss ich es jetzt bereuen, dass ich dir von dieser Aktion erzählt habe? Dana war Jungfrau und hat mir in dem Moment einfach nicht das gegeben, was ich brauchte. Die andere Frau schon. Du brauchst aber keine Angst zu haben, von dir bekomme ich ja das, was ich brauche.«
Ich war geschockt. Als ich mit Elena, einer guten Freundin von mir, dieses Gespräch reflektierte, motivierte sie mich für eine finale Trennung. Die Beziehung dauerte bis dato etwa drei Monate an, als ich mich zum zweiten Mal von ihm trennte. Die Trennung nahm den gleichen Verlauf wie beim ersten Mal.

Magen, was willst du mir sagen?

Er weinte wieder vor mir. Ich spürte eine Menge Emotionen und er tat mir leid. Ich entschuldigte ihn damit, dass er sich einfach nicht anders verhalten konnte, weil er dahingehend schlichtweg zu wenig Erziehung genossen hatte. Ich hoffte, dass er sich nun ändern würde und gab ihm eine dritte Chance.
Zuerst lief es einige Tage wieder richtig gut mit uns. Er behandelte mich wie eine Königin und bemühte sich darum, dass es mir gut ging. Die Wintersemesterferien standen kurz bevor und Weihnachten verbrachte jeder zu Hause im Kreis seiner Familie.
Geplant war, dass ich am zweiten Weihnachtsfeiertag zu ihm fahren würde. Bis dahin waren es ganze fünf Tage, die wir uns nicht sehen konnten. Der Abschied war für uns beide nicht einfach.
Dann endlich stand der erste Weihnachtsfeiertag auf dem Kalender und ich fuhr zwei Stunden lang zu ihm nach Hohengotha. Geplant waren drei gemeinsame Tage, die wir zusammen bei ihm verbringen wollten.
Das erste, was er tat, als ich zur Tür hereinkam, war, dass er mir die Bluse vom Leib riss.
Ein »Wie geht es dir?« oder »Schön, dass du endlich wieder da bist!« zur Begrüßung hätte ich bevorzugt, aber es kam nichts.
Er strich mit seiner Hand von meiner Taille entlang herunter in meine Hose. Ich war absolut noch nicht in Stimmung und versuchte mich zu retten: »Hey, du leierst meine Hose aus!«
Er antwortete: »Ist das eigentlich so ein Spruch von euch Frauen? Dana hat das auch immer gesagt.«

Er ließ sich nicht in seinem Tun beirren und ging seinem Willen weiter nach.
Ich glaube, er spürte meinen inneren Widerstand, was dazu führte, dass er meine Hände hinter meinem Rücken zusammen nahm und dann gespielt panisch sagte: »Oh oh … Vergewaltigung, oh oh!«
Ich musste kichern, weil er das wirklich ziemlich lustig sagte. Das nahm er vermutlich als Bestätigung, um fortfahren zu dürfen.
Eine Frau zum Sex zu drängen, ist aber nicht richtig. Auch nicht aus Spaß.
Um nicht die Schuld daran zu tragen, die Stimmung gleich zu Beginn unseres Wiedersehens zerstört zu haben, spielte ich mit. Es tat in diesem Moment unheimlich weh, seine Bedürfnisse zu erfüllen, wohingegen er sich für meine wenig zu interessieren schien.
Mir war zum Heulen und um nicht als paranoid bezeichnet zu werden, schloss ich meine Augen damit er nicht sehen konnte, wie unwohl ich mich dabei fühlte aber auch deshalb, um nicht den nächsten Stich in der Magengrube wahrzunehmen, weil er es doch sah und ignorierte.
Ich verdrängte mit aller Kraft meine Gefühle, in der Hoffnung, dass mir keine Träne entwich, was mir auch gelang. Ich bat ihn, das Licht auszuschalten, was er auch tat. Wo er mir sonst immer das Gefühl gab, nicht gut genug zu sein, hatte ich beim Sex immer den Eindruck, ihn zufriedenstellen zu können. Diesmal geschah allerdings etwas, was ich bis heute nicht glauben kann, wenn ich davon erzähle – obwohl ich es erlebt habe. Während des Geschlechtsakts – wir befanden uns in der Reiterstellung - schaltete er den Lichtschal-

ter der Nachttischlampe, die sich links von ihm auf seinem Nachttischschrank befand, ein und brach daraufhin in teuflisches Gelächter aus. Er lachte aus ganzem Herzen heraus. Um das Erlebnis hier nicht zu verfälschen, muss ich es bei diesen Einzelheiten belassen, da ich mich an mehr Details – so sehr ich mich auch bemühe – nicht erinnern kann.

Ich entsinne mich nur noch an einen tiefgreifenden Schock, der wie eine riesige Welle über mich einschlug, mich erdrückte, lähmte und jegliche Erinnerungen und Gefühle mit sich riss und verbannte.

Die erste Situation an die ich mich wieder erinnern kann fand auf dem Balkon statt, auf dem wir im Anschluss eine Zigarette rauchten.

Er stellte fest: »Eins muss ich zum Thema Dana noch sagen: Sie wird sich bei dem nächsten Mann, den sie hat, ganz schön umgucken. Nicht nur, dass der Sex immer von ihr ausging, ich habe mich dabei auch immer um sie gekümmert. Das tut nicht jeder Mann.«

Im Anschluss erhielt ich mein Weihnachtsgeschenk.

Es war eine hochwertige Kette mit Swarovski Steinen.

Sein Kommentar dazu war: »Ich habe nie zuvor einem Mädchen ein solch teures Geschenk gemacht. Außer Dana.« - kein Kommentar.

Später schaltete er den Fernseher ein, legte sich aufs Bett, spreizte seinen Arm zur Seite ab und fragte: »Magst du in meinen Arm?«

Die Vorstellung schnürte mir die Kehle zu, in etwa so, als stammte die Frage von einer schwarzen Spinne. Ohne zu überlegen schüttelte ich mit dem Kopf. Gleichgültig sagte er: »Ok.«

Mit meiner affektiven Reaktion brachte ich mich in die Position, mich nicht darüber beschweren zu können,

dass er mich emotional aushungern ließ oder ähnliches. Immerhin war ich diejenige, die es nicht „zuließ“.
Ich hoffte, dass er mich noch einmal fragen würde, um noch einmal die Chance dazu zu bekommen, ja zu sagen – was er aber nicht tat. Ich fühlte mich schuldig, denn offensichtlich verärgerte ich ihn.
Ich schlich mich dann ins Bett zu ihm, hob vorsichtig seinen Arm nach oben und schlüpfte hindurch, sodass ich an seiner Körperseite lag. Meinen oben liegenden Arm legte ich auf seiner Brust ab. Er hatte einen Film eingeschaltet, der sehr emotionsbehaftet war und von dem es hieß, dass jeder mitfiebern würde. Ich erinnere mich an eine Szene, in der eine Person in der Öffentlichkeit gedemütigt wurde. Ich war entsetzt darüber. André hingegen lachte über den Aggressor und bekam sich fast nicht mehr ein. Er sagte: »Sorry, aber dieser Typ ist einfach zu gut.« und lachte weiter. Durch den weiteren Verlauf des Films bekam ich irgendwann kaltschweißige Hände und versuchte sie vor André zu verstecken, indem ich sie leicht zu einer Faust formte. Ich hatte den Eindruck, ihn mit meiner Emotionalität anzuekeln. Ich konnte allerdings nicht ganz verbergen, dass mich der Film total mitnahm, weil mein ganzer Brustkorb durch die Zunahme meiner Pulsfrequenz bebte. Seine Herzfrequenz erhöhte sich um keinen Schlag, was ich durch das bisschen meiner Handfläche spüren konnte, die noch auf seiner Brust auflag.
Wenn ich erschrak, konnte ich jene Gefühlsregungen nicht verstecken und zuckte zusammen in Kombination mit einer tiefen, hastigen Einatmung. Er machte sich dann lustig über mich, indem er mich über ein übertrieben tiefes, langatmiges Luftholen nachahmte.
In der Werbung tauschten wir die Position. Er legte

sich mit dem Rücken zwischen meine Beine, so dass ich seinen Kopf kraulen konnte. Ich mochte es, ihn zu streicheln. Als er sehr entspannt dalag sagte er:
»Ich will, dass meine Kinder später Mal richtig intelligent werden. Sie sollen alles können und ich werde dafür sorgen, dass es so kommen wird. Von mir sollen sie die Intelligenz bekommen und von dir die Schönheit – eine perfekte Kombination!«
Nach dem Film rauchten wir an seinem Fenster eine Zigarette. Es herrschte Stille. Ich fühlte mich wie so häufig in letzter Zeit sehr unwohl neben ihm, konnte die Gefühle aber keiner genauen Ursache zuordnen.
Dann sagte er plötzlich, ich weiß nicht mehr in welchem Kontext: »Jeder Mensch hat irgendetwas, was nicht hundertprozentig perfekt an ihm ist. Das ist ganz normal.«
Dann erinnerte ich mich kurz an die Situation, in der er das Licht beim Sex anschaltete und mich auslachte. Ich stellte mir die Frage, ob diese Aussage auf meine Brüste bezogen war. So schnell die Frage in meinem Kopf auftrat, war sie auch wieder verdrängt.
In dieser Nacht konnte ich nicht schlafen. Ich schlich mich leise aus dem Bett und schloss mich in seinem Bad ein, um heimlich weinen zu können.
Der zehnte Hirnnerv, der sogenannte „Nervus vagus“, zieht vom Gehirn aus zu den Eingeweiden und unter anderem über eine Verästelung zum Magen. Mein Magen war mir stets eine zuverlässige Quelle. War in einer Situation etwas faul, dann sendete das Hirn mir sofort über diese Nervenbahn ein Alarmsignal zum Magen. Bisher erkannte ich auch früher oder später die Botschaft dahinter und handelte danach – überwiegend richtig.

Nun sendete mein Hirn dem Magen allerdings permanent dieses unwohle Gefühl in Andrés Gegenwart, was zu einem chronischen Stresszustand wurde.
Mit dieser Warnung von meinem Inneren: »Alarmstufe rot, Alarmstufe rot!« konnte ich nichts anfangen, da diese Benachrichtigung einfach nicht mit dem Bild eines Seelenverwandten übereinstimmte, welches ich von André hatte.
Da ich den Stress zwar spürte, aber nicht wusste, woher er rührte, konnte ich ihn auch nicht unterbrechen. Den Menschen, den ich liebte und bei dem ich mich sonst so wohl fühlte, konnte ich dafür nicht verantwortlich machen. Irgendetwas musste bei mir schieflaufen und so suchte ich den Fehler bei mir, so, wie es mir auch André riet, der mich so gut kannte und dem ich vertraute.
Ich hatte im Normalfall einen sehr guten Zugang zu mir und konnte erkennen, wo meine Probleme lagen und dadurch auch gut an ihnen arbeiten. Was mich eben in dieser Situation mit André innerlich zerriss, war die Tatsache nicht zu wissen, wo genau ich an mir arbeiten sollte. Ich bekämpfte also meine Intuition. Es hätte nicht mehr viel gefehlt und ich hätte vergessen, wo vorn und hinten war, vergleichbar mit einer Katze, der man die Schnurrhaare, die notwendig zur Orientierung sind, abgeschnitten hatte.
In diesem Moment konnte ich auch keine mir nahestehenden Menschen um Rat fragen, da ich die eben formulierten Probleme zu dieser Zeit noch nicht in Worte fassen konnte.
Noch immer auf den Fliesen in seinem Bad sitzend, hörte ich plötzlich, wie er aus seiner Wasserflasche trank und wischte mir schnell die Tränen aus dem Gesicht. Wieder

bekam ich ein sehr mulmiges Gefühl in der Magengegend.
Ich versuchte mich zu beruhigen und einen Zugang zu mir zu finden. Ich sagte mir: *Okay, ganz ruhig. Was ist los mit dir? Was spürst du gerade? Ich spüre Angst. Vor was hast du Angst? Ich habe vor seinen Aggressionen Angst. Du weinst gerade – da hat er nicht aggressiv zu werden. Ich weiß, aber wieso habe ich dann die Befürchtung, dass er es doch werden könnte? Ich spinne doch nicht etwa? Oder doch?*
Ich war an einem Punkt in der Beziehung angekommen, an dem ich so labil war, wie nie zuvor in meinem Leben. Ich erinnere mich daran, dass ich ihm sogar zugetraut hätte, dass er mich schlagen könnte. Schlimmer noch war aber, dass ich mich aus Schuldgefühlen heraus, ihn mit meiner Art dermaßen zu stören, höchstwahrscheinlich gar nicht zu wehren getraut hätte. Plötzlich konnte ich mich in Frauen hineinversetzen, die sich schlagen ließen und niemandem etwas davon erzählten – weil sie sich schuldig fühlten. Genau jenes Verhalten, was ich vorher nie nachvollziehen konnte.
Traue ich ihm wirklich zu, handgreiflich gegen mich zu werden? Niemals, ich spinne wahrscheinlich tatsächlich – so, wie er es sagt, dachte ich mir und kehrte dennoch mit einem mulmigen Gefühl ins Bett zurück.
Er gab mir einen Kuss und fügte hinzu:
»Und jetzt schlaf.«
André drehte sich von mir weg und anhand seiner Ganzkörperzuckung, die nach kurzer Zeit folgte, konnte ich erkennen, dass er gleich „weg“ war.
Konnte er wirklich nicht spüren, dass es mir schlecht ging? Er deutete doch sonst auch mein Denken und Verhalten richtig. Ich war traurig darüber, dass er es

nicht für nötig empfand nachzufragen, weshalb ich nicht schlafen konnte. Interessierte es ihn vielleicht einfach gar nicht? Interessierte ich ihn nicht? Neben der Traurigkeit darüber, dass er sich nicht darüber informieren wollte, woher meine Schlaflosigkeit rührte, war ich aber auch erleichtert, dass er seelenruhig einschlief und „die fette schwarze Spinne“ sich nicht regte.

Lange würde ich das nicht mehr aushalten. Es musste dringend eine Lösung her.

Ich betete zu Gott: »Lieber Gott, ich weiß nicht, was der richtige Weg ist. Ich bin verwirrt wie nie zuvor und bitte dich, dass du mir den richtigen Weg zeigst. Bitte hilf mir so schnell wie möglich. Ich weiß nicht, ob dieser Mensch gut oder schlecht für mich ist. Ich kann es nicht erkennen. Wenn du mir ein Zeichen gibst, dann werde ich mich an deinen Willen halten. Ich bin für alles bereit, auch dafür, mich von ihm zu lösen, wenn das dein Weg für mich ist. Aber bitte gib mir ein deutliches Zeichen.«

Ein solches Gebet sandte ich nur in absoluten Notsituationen an Gott, also erst dann, wenn ich wirklich nicht mehr weiter wusste und dazu bereit war, einen Weg einzuschlagen, der alles andere als meinem Willen entsprach. Wenn ich es dann tat, und das geschah nicht oft, dann zeigte er mir ganz klar, in welche Richtung ich mich zu bewegen hatte.

Trennung die Dritte

Am nächsten Morgen stand André auf und ging ins Bad. Sein Handy lag in meinem Blickfeld und als es vibrierte, zog es meinen Blick auf das Display. Ein Teil der eingegangenen Nachricht wurde angezeigt. Meine Herzfrequenz verdoppelte sich, als ich sah, dass die Nachricht von Dana war: »Bitte schreib mir nicht mehr, dass du mich so oft vermisst. Ich finde es nicht in Ordnung, dass ich über dritte erfahren muss, dass du mit Mary zusammen bist. Vielleicht ist ja irgendwann eine ehrliche Freundschaft zwischen uns möglich, aber so nicht. Ich wünsche dir und deiner Familie auch frohe...«

Mehr wurde auf dem Display nicht angezeigt. In diesem Moment zerbrach alles Vertrauen zu André.

Mit zitternden Händen legte ich das Handy beiseite und versuchte mit einer Zigarette auf seinem Balkon einen klaren Gedanken zu fassen und mich zu beruhigen. Es war nicht möglich. Erschwerend kam hinzu, dass ich bemüht war, nicht zu hyperventilieren.

Als ich fertig geraucht hatte, ging ich zurück ins Zimmer. In demselben Moment ging die Dusche an. Ich war in dieser Situation nicht in der Lage dazu, ein Gespräch mit ihm zu führen. Den einzigen Gedanken, den ich fassen konnte, war: *Ganz schnell weg hier!*

Ich nutzte die Chance und schmiss all meine Sachen, die ich finden konnte in meine Tasche. Als ich alles grob beisammen hatte, schlich ich mit letzter Kraft und zitternden Beinen zur Tür hinaus, anschließend in mein Auto und fuhr in meine Heimat. Ich war zutiefst verletzt. Vor allem deshalb, weil er nicht ehrlich zu mir war und mich in dem Glauben gelassen hatte, dass

Dana über die Beziehung Bescheid wusste. Das bestätigte mein Empfinden, dass André nicht vertrauenswürdig war.

Anmerkung der Autorin:
Im Nachhinein kann man sagen, dass Gott in letzter Sekunde eingriff, als Marys fleischliche Ressourcen ausgeschöpft waren und ihre Seele kurz vor dem Tod stand. Die wenigen Worte, die aus Danas SMS hervorgingen, waren inhaltlich so klar, dass Mary den Wegweiser von oben eindeutig verstand. André hatte sie ganz klar angelogen, als er ihr erzählte, Dana darüber informiert zu haben, jetzt mit ihr zusammen zu sein. Und das tat er voller Überzeugung und ohne Gewissensbisse. Da „sah" sie zum ersten Mal, zu was er in der Lage war.
Die Nachricht traf genau in dem Moment ein, als André im Bad war, so dass sie sie sehen konnte. Kein Fausthieb von ihm hätte sie in diesem Moment so wachrütteln können, denn selbst für diesen hätte sie sich vermutlich noch die Schuld gegeben (dass sie ihn mit ihrer Art so wütend gemacht hat).
Im Anschluss, als André die Dusche einschaltete, bekam Mary die wichtige Gelegenheit zu flüchten, ohne sich vorher von André beirren lassen zu können.

Ich war traurig und wütend und so schrieb ich ihm, als ich Zuhause war, dass ich von Danas Nachricht wüsste, er sich nicht wieder bei mir melden brauchte und er ein Arschloch sei.
Ab diesem Moment wurde alles noch viel schlimmer.
Er antwortete:
»Bevor du mich beleidigst, solltest du dir lieber mal an

die eigene Nase fassen. Deine ständigen Zweifel haben einfach dazu geführt, dass ich wieder an Dana denken musste. Ich habe schon länger gemerkt, dass das Ganze keinen Sinn mehr hat. Ich habe trotzdem gehofft, dass es irgendwie klappen könnte und wollte uns nicht gleich aufgeben. Es tut mir jetzt auch leid, wie das alles gelaufen ist.«

Ich konnte mich beim Anblick dieser Zeilen nicht bewegen, als wäre ich gelähmt. Ich fühlte mich entwaffnet und in Ketten gelegt.

Nein, es war nicht okay, wie er mit mir umging. Er übernahm keinerlei Verantwortung für das, was geschehen war und ich wollte das nicht mehr mit mir machen lassen. Drei Trennungen innerhalb von etwas über drei Monaten konnten nicht nur aus Fehlwahrnehmungen entstanden sein. Ich antwortete ihm nicht.

Ich wusste aus vorherigen Erfahrungen mit Trennungen, was zu tun war, um mich gefühlsmäßig schnellstmöglich von André zu lösen:

- Unser Gehirn ist so eingerichtet, dass es die negativen Erlebnisse verdrängt und die positiven in den Vordergrund rückt. Das macht es, um nicht zu erkranken. Ich schrieb also eine Liste, mit all den negativen Seiten dieser Person und las sie mir immer wieder durch, wenn die positiven Eigenschaften in meinem Kopf überhand gewinnen wollten.
- Ich kaufte mir eine XXL-Packung Taschentücher
- Ich packte alle Erinnerungsstücke in eine Kiste und verstaute sie gut in dem Keller in der Wohnung von meiner Mutter. (Nachdem ich sie

zehn Mal in meinem Auto vom Wohnheim aus mit in die Heimat schleppte, um dort zu bemerken, dass mich doch noch nicht von ihr trennen konnte und sie dann wieder mit zurück ins Wohnheim nahm usw.)

- Sobald Gefühle aufgeschrieben sind, sind sie „von der Seele geschrieben“. Ich schrieb ihm also einen langen Brief. Ich schickte ihn allerdings nie ab, da die Gefahr zu groß war, dass er mich durch eine kühle oder über eine ausbleibende Reaktion erneut verletzen würde.
- Ich fuhr direkt am nächsten Tag für vier Tage zu einer guten Freundin nach Dresden, von der ich wusste, dass sie mir gut tat.
- Ich las Bücher, für die ich in der Beziehung keine Zeit hatte.
- Ich vermied Orte, an denen ich ihm hätte begegnen können – soweit dies im Wohnheim möglich gewesen war. Ich vermied es beispielsweise, um die Uhrzeiten aus dem Zimmer zu gehen von denen ich wusste, dass Gefahr bestand ihn zu treffen. Seine Tagesabläufe kannte ich ja auswendig.
- Ich blieb bewusst Single, um nicht in einem nächsten Mann André zu suchen. Die Gefahr war zu groß, einen unschuldigen Menschen damit zu verletzen. Ich wollte mir die Zeit zum Verarbeiten nehmen um das Bewusstsein zu entwickeln, was ich in der nächsten Beziehung nicht mehr möchte, aber auch, um eigene Fehler zu erkennen.

Mir war klar, dass diese Trennung das Höchstmaß an Intensität annehmen würde, die ich zum damaligen Zeitpunkt erlebte. Sie war die Schwierigste, die ich bis dato vor mir hatte. Aus diesem Wissen heraus, ließ ich am Tag der dritten Trennung meine Handynummer ändern. Bei keinem Menschen musste ich bisher einen solchen Schritt tun, aber ich spürte, dass es notwendig war. Ich wollte nichts mehr von ihm hören und auch nicht aufgrund ausbleibender Nachrichten enttäuscht sein.

Dreieinhalb Monate lang war Funkstille.

Damit meine Gedanken gar nicht erst Gelegenheit dazu bekamen, zu ihm zu wandern, knallte ich mir meinen Terminkalender voll mit Aktivitäten in Form von zusätzlichen Diensten in der Gaststätte oder gab Nachhilfestunden in Englisch.

Blieb versehentlich doch mal eine Stunde am Tag für mich übrig, traf ich mich, egal wie müde ich war, mit Freunden, um so wenig Zeit wie möglich mit mir selbst verbringen zu müssen. Denn sobald ich für mich allein war, hatte ich das Gefühl, dass mein Kopf vor André-Gedanken bald platzen würde.

Ich las Bücher – sieben Stück in einem halben Jahr! Das überstieg die Anzahl, die ich überhaupt bis zu diesem Lebensabschnitt gelesen hatte.

Da sowohl der Unterricht als auch die Arbeit im Krankenhaus höchste Konzentration abverlangte, musste ich im Alltag den Schmerz beiseiteschieben. Dies gelang mir auch.

Dennoch herrschte in mir eine gewisse Leere, die dem größten Stress standhalten konnte. Sobald meine Seele kurzzeitig zur Ruhe kam, füllten sich meine Augen mit Tränen.

Im Schlaf träumte ich oft von ihm. Dann erwachte ich oft traurig, wischte ein paar Tränen beiseite und schlief dann mit nassen Augen wieder ein.

Anmerkung der Autorin:
Das Träumen ist dazu da, die über den Tag aufgenommenen Informationen in die jeweiligen Hirnareale zu ordnen und damit zu verarbeiten. Beispielsweise wandern die sensorischen Informationen in den sensorischen Speicher und die motorischen Informationen in den motorischen Speicher. Ich fragte mich, weshalb sie immer wieder solche wirren Träume von ihm hatte. Ich glaube, dass für manche Erlebnisse kein Areal zum Einordnen vorgegeben ist und das Gehirn nicht weiß, wohin damit und es jede Nacht über das wiederholte Träumen erneut versucht zu verarbeiten.

Trennungen nahmen meist überdimensionale Größen an Traurigkeit bei mir an, dennoch kehrten normalerweise nach zwei bis drei Monaten Ruhe und Frieden zurück in mein Seelenleben.
Dieses Mal aber war es anders. Ständig litt ich unter einem undefinierbaren Trauer- und Stressgefühl.
Alle rieten mir, mich von André fernzuhalten und hielten ihn für einen schlechten Mann.
Ich war mir dabei allerdings nicht so sicher, denn ich konnte ihn keine zwei Minuten für einen schlechten Menschen halten. Der Wechsel zwischen dem netten André und dem bösen André ergaben in meinem Kopf kein einheitliches Bild, sodass ich weiterhin Zweifel an meinen Wahrnehmungen hatte.
Meine Gedanken waren in etwa diese:
Bin ich vielleicht doch am Zerbrechen der Beziehung

schuld? Vielleicht habe ich wirklich fehlinterpretiert. Er bewies so oft, dass er mich gut kennt, also wird er schon wissen, was er über mich behauptet.
Vielleicht stellte er sich nur tollpatschig an und meinte alles gar nicht so, wie es bei mir ankam. Wegen mir sitzt jetzt jeder für sich in seinem Zimmer und ist traurig, statt zu zweit eine schöne gemeinsame Zeit zu haben.
Ich stellte mir vor, dass er, so wie es damals auch mit Dana der Fall gewesen war, nun traurig in seinem Zimmer saß und Hilfe brauchte, das mit mir und ihm auf die Reihe zu bekommen.

Stop and go

Das nächtliche Träumen wollte kein Ende nehmen und ich stellte fest, dass ich, egal was ich tat oder dachte, nicht über diese Beziehung hinweg kam. Ich hatte die Befürchtung, noch an meinem sechzigsten Geburtstag dazusitzen, die Kerzen auf dem Kuchen auszupusten und ihn zu vermissen. In mir breitete sich das starke Bedürfnis nach einer Entschuldigung seinerseits aus. Ich war der Meinung, dass mir das helfen könnte, mit der Beziehung abzuschließen und so fasste ich den Entschluss, André einen kurzen Brief zu schreiben, der das deutlich machte:

»Hallo!

Ich habe einige Zeit gebraucht, um zu verarbeiten, was passiert ist. Ich fühlte mich sehr ausgenutzt und war sehr verletzt, dass du mich hintergangen hast.

Ich bin mir nicht ganz sicher, ob du weißt, wie sehr du mir wehgetan hast.

Schade, dass keine Entschuldigung gekommen ist. Ich warte bis heute darauf. Auf eine Entschuldigung, nicht aus dem Beweggrund mich zurückzugewinnen, sondern weil du einem Menschen, dem du sehr viel bedeutet hast, sehr wehgetan hast.

Bin ich dir so wertlos nach der Freundschaft, die wir hatten?

Ich wünsche dir, dass du irgendwann ein Mädchen lieben kannst, ohne dir immer wieder rücksichtslos bei einer anderen Frau das zu holen, was dir „gerade im Moment" in der Beziehung fehlt.

Liebe Grüße,

Mary

PS: Meine Handynummer ist nicht mehr dieselbe.«

Einige Tage nachdem er den Brief erhalten hatte, klopfte André an meiner Tür. Er fragte, ob ich kurz Zeit zum Reden hätte und ich willigte ein. Wir gingen auf die Gemeinschaftstoilette des Wohnheims, um während des Gesprächs bei offenem Fenster eine Zigarette zu rauchen. Er legte los:
»Also, es tut mir leid wie das Ganze gelaufen ist, aber ich kann dir auch erklären, wie es dazu kam: Ich erinnere mich noch genau daran, dass ich ziemlich krass in dich verliebt war. Aber deine ständigen Zweifel an unserer Beziehung haben total genervt und dann war es für mich einfach ein absolutes No-Go, als du mir erzählt hast, ein Mädchen verprügelt zu haben. Da habe ich einfach angefangen, Dana wieder zu vermissen.«
Was das Thema mit der Schlägerei betrifft: Die Tage vor Weihnachten, an denen André und ich uns nicht sahen, nutzte ich, um Zeit mit meiner kleinen Schwester zu verbringen. Sie wollte in die Disco gehen und benötigte aufgrund ihres Alters eine Aufsicht. Also gingen wir gemeinsam auf die Party. Im Laufe des Abends wurde Amanda dort von einem aggressiven Mädchen ohne offensichtlichen Grund belästigt. Auch kannten wir es beide nicht. Als das Mädchen schnellen Schrittes auf Amanda zusteuerte griff ich aus Notwehr ein und verteidigte sie, indem ich sie schlug und mit einem Judogriff zu Boden zwang. Im Nachhinein wunderte ich mich über meine Reaktion, denn es war nicht meine Art, handgreiflich zu werden. Nach einiger Überlegzeit dämmerte es mir: Ich verteidigte sie so, wie es mein Vater auch getan hätte. Das Versprechen, mich um Amanda zu kümmern wie er es tun würde, war sehr fest in meinem Gehirn eingebrannt.
Ich verstand nicht, wie André sich mit solch einem

Grund rechtfertigen konnte und brach in Tränen aus. Ich erklärte ihm den Hintergrund der Geschichte, woraufhin er mich zu trösten versuchte:
»Ach Mensch, hättest du mir das mal ein bisschen eher gesagt, dann hätte ich das ganz anders aufgefasst. Jetzt, wo du mir das alles noch einmal so deutlich erklärt hast, wird mir klar, dass ich Mist gemacht habe. Manchmal liege ich auch abends im Bett und schlafe mit einem nicht so geilen Gefühl ein. Ich muss auf Partys jetzt immer allein tanzen gehen und keiner fährt mit mir Fahrrad. Eine Sache musst du mir bitte glauben: Ich habe das alles so nicht gewollt. Und du bist mir auch absolut nicht wertlos.«
Als wir uns verabschiedeten, sagte ich zu ihm:
»Vielleicht hat uns jetzt beiden dieses Gespräch geholfen, besser abschließen zu können.«
Er entgegnete:
»Vielleicht kannst du aber auch einfach mal wieder bei mir vorbeikommen.«
Ich musste schmunzeln und schloss seine Tür.
In der Folgezeit suchte er wieder die Freundschaft zu mir. Meine Absichten waren zwar, mit dem Ganzen nach einer Entschuldigung abschließen zu können, aber ich bekam es dennoch nicht hin. Jede Aufgabe, der ich mich in meinem Leben stellte, meisterte ich. Wenn ich mir etwas vornahm, erreichte ich es auch. Nur in der Sache mit André gelang es mir einfach nicht. Ich vermisste ihn. Nicht unbedingt als meinen festen, sondern als meinen besten Freund. Ich sagte mir, dass ich die etwas über drei Monate, die die Beziehung andauerte, einfach vergessen sollte und wir einfach wieder Freunde sein sollten.
Er kontaktierte mich über Facebook und irgendwann

traf ich mich wieder mit ihm. Ich wollte der Freundschaft eine Chance geben.
Beim ersten Treffen erzählte jeder von uns dem anderen, was er so in den drei Monaten Funkstille unternommen hatte. Es machte uns beiden Spaß, uns auf den neuesten Stand zu bringen. Es gab wieder einige Momente, in denen wir gemeinsam lachten. Er erzählte mir auch, dass er trotz unseres Streites keines meiner Geheimnisse weitererzählt hatte. Ich glaubte ihm. Allerdings spürte ich, dass es nicht mehr so zwischen uns war wie früher. Irgendetwas stimmte nicht. Immer mehr Witze gingen auf meine Kosten. Ich spürte ein negatives Energiefeld um ihn herum. Ich beobachtete ihn, als er durch sein Zimmer ging und versuchte herauszufinden, aus welchen Emotionen sich dieses zusammenstellte. Auf der einen Seite wirkte er ganz ruhig und gelassen, meine Antennen aber nahmen eine von ihm ausgehende hohe negative Anspannung wahr. Ich tendierte zu Wut, die ich da wahrnahm. Aber weshalb sollte er wütend sein? Weil ich mir diese Frage nicht beantworten konnte, deklarierte ich meine Wahrnehmung als fehlerhaft. Er ging auch nicht mehr so auf mich ein wie sonst, war mir aber auch dieser Einschätzung nicht sicher. Ich erinnere mich an weitere Fragen, die ich mir in diesem Moment stellte: *Wer ist das eigentlich?* und *War er schon immer so ungesprächig?* Ich fühlte mich genauso unwohl neben ihm wie damals in der Beziehung und suchte vergebens den alten André in ihm. Er war nicht zu finden. Dass eine Freundschaft nicht mehr funktionieren sollte, wollte ich nicht wahr haben. Manchmal brach ich dann vor ihm in Tränen aus, meist wenn wir etwas getrunken hatten. Antatt dass die Bereitschaft in ihm wuchs, mir

zu helfen, die von ihm zugefügten Wunden zu heilen, fügte er neue hinzu. Ich gab den Freundschaftsversuch jedoch nicht gleich auf. Ich traf mich weiterhin mit ihm und jedes Mal, nachdem ich Kontakt mit ihm hatte, war mein sonst so strukturiertes Leben und meine Gefühlswelt ein einziges Chaos – meine Wohnung sah dann auch dementsprechend aus. Ständig war da dieser penetrante Schmerz, der im Hinterkopf fest verankert war und der nach Aufmerksamkeit schrie.
Nach beinahe jedem Treffen sagte ich ihm, dass er mich in Ruhe lassen sollte und beschloss für mich, keinen weiteren Freundschaftsversuch zu wagen.

Anmerkung der Autorin:
Jedes Mal, wenn ich Mary nach einem Treffen mit André sah, erschien sie mir um zehn Jahre gealtert aus!

Aber ich konnte André nie ganz aus meinem Bewusstsein verbannen.
Auch er ließ mich nicht los und schrieb mir über Facebook – blockieren half nicht, denn dann schrieb er mir über andere Namen. Das Kuriose war wirklich, dass er mir meist genau an den Tagen schrieb, an denen ich gut drauf war und glaubte einen Fortschritt in der Trennungsverarbeitung erreicht zu haben. Als hätte er es riechen können, wenn ich mich gefühlsmäßig abzukoppeln begann. Wenn ich ihm doch antwortete, weil ich das Gefühl hatte, gerade stark zu sein und nun die Kontrolle über mich behalten zu können, ging das immer nach hinten los. Dann war ich wieder wütend oder traurig oder beides.

Hier ein Beispiel, kurz nachdem ich mein Profilbild

geändert hatte:
Er: »Schönes Bild.☺«
Ich ärgerte mich darüber, dass er meinen Wunsch nach Kontaktabbruch ignorierte und antwortete ironisch: »Da die Aussage von dir stammt, werde ich ihr besonders viel Bedeutung zukommen lassen.«
Er antwortete: »Aber das weiß ich doch.☺«
Einmal erhielt ich eine Nachricht von ihm, während Elena, die er immer schon total hübsch fand, mit mir lernte.
»Ich spiele gerade mit Pascal unser Lieblingsspiel.☺«
Ich wurde echt traurig, weil es UNSER Lieblingsspiel war aber um ihm das nicht spüren zu lassen, antwortete ich: »Und ich chille hier mit Elena, die ist bestimmt viel witziger als Pascal.☺«
Er antwortete: »Wir können gern Plätze tauschen.☺«
Danach meldete er sich tagelang nicht und ich ärgerte mich über mich selbst, ihm geantwortet zu haben.
Er schien genau zu wissen, welchen hohen Stellenwert er in meinem Leben hatte aber scherte sich keinesfalls um eine gute Beziehung zu mir. Ich fragte mich, was er also von mir wollte. Was bezweckte er mit netten kurzen Nachrichten, die ich ihm eigentlich verbot und nach denen er sich ewig nicht mehr meldete? Sex stand für ihn nicht an erster Stelle, soweit konnte ich ihn durchschauen. Diese Art der Kommunikation machte mich fertig. Ich fragte mich, wie es sein kann, dass er seit der Beziehung eine solch destruktive Auswirkung auf meine Seele hatte und war schon fast so weit zu glauben, dass ein Dämon in ihn eingedrungen war.
Es gab Zeiten, in denen ich dazu bereit war, die Beziehung zu vergessen und der Freundschaft eine neue Chance zu geben. Wenn ich ihm dann offen und

freundlich schrieb, ignorierte er mich oder willigte für ein Treffen ein und versetzte mich kurz vorher. Dann war ich enttäuscht und erinnerte mich an all die vorausgegangenen Enttäuschungen. Dieser Mann machte mich verrückt! Dazu musste ich mich gar nicht mehr mit ihm treffen, es langten drei Sekunden Kommunikation mit ihm, um mich außer Gefecht zu setzen.
Ich spürte, dass es mir schlecht ging, sobald ich wieder Kontakt mit ihm aufnahm. Warum das so war, war mir nicht ganz klar. Laut André war ich schuld daran, dass keine Freundschaft mehr funktionierte, weil ich „mit dem Ganzen" nicht „abschließen" konnte. Da ich mir meiner Gefühle so unsicher war und ich es mir nicht anders erklären konnte, nahm ich Andrés Meinung an, die im Vergleich zu meiner – unklar definierten - keine Zweifel übrig ließ. Ich dachte also, dass ich unfähig war, zu verzeihen und zu vergessen.
Ich dachte mir: *Trotzdem - egal wieso, weshalb und warum – an seiner Seite geht es dir nicht gut, deshalb halte dich von ihm fern!,* und ging dem nach. Die Wut auf mich selbst, so gestrickt zu sein wie ich annahm, war riesig. Ich log jedes Mal, wenn mich jemand fragte, wie es mir ging, weil ich mich darüber ärgerte, wie ich mich fühlte und dafür schämte, immer noch an André zu hängen und nicht „abschließen" zu können. Woche für Woche rang ich mit mir, ihm nicht zu schreiben, beziehungsweise seine Nachrichten unbeantwortet zu lassen. Mich von diesem Mann fern zu halten, kostete enorm viel Kraft.
Ich versuchte nach der Trennung ein paar Mal mit dem Rauchen aufzuhören und in Situationen, in denen ich gestresst oder traurig war, tauchte zeitgleich mit der Zigarette auch André in meinen Gedanken auf. Ich

packte mir sogar zwei Zettel in die Handtasche: Einen, auf dem alle negativen Folgen des Rauchens aufgelistet waren und einen mit einer ausgedruckten verletzenden Nachricht von André. Beide waren für den Notfall gedacht. Im Notfall halfen jedoch keine Zettel. Aus Erschöpfung und Wut darüber, dass ich mich von Gott in diesem undefinierbaren Kampf allein gelassen fühlte, missachtete ich seine Botschaft (Ich empfand die Nachricht von Dana, die auf Andrés Display erschien, als Wegweiser und Reaktion von Gott auf mein Gebet), verlor ein paar Mal meinen Glauben und traf mich mit André. Dafür entschuldigte ich mich bereits bei Gott. Ich fühlte mich dann so sehr als eine Versagerin, dass es auch keinen Unterschied mehr machte nun eine Zigarette zu rauchen und rauchte dann auch wieder. Das ist mir bei keinem Menschen zuvor so gegangen. In der Schule hatten wir dann im Psychologieunterricht das Thema Sucht. Die Ärztin, die dieses Fach unterrichtete, erklärte Folgendes:
»Jeder kann süchtig werden, theoretisch auch von fast Allem. Es muss keine stoffgebundene Sache sein, sondern lediglich etwas, was einen positiven Effekt im Gehirn hinterlässt. Nehmen wir als Beispiel das Suchtmittel Alkohol: Über das Feierabendbier wird nach einem stressigen Arbeitstag ein entspannter Gemütszustand schneller erreicht, als wenn man eine Runde Joggen geht oder erst Wasser in die Badewanne lässt, um sich im Anschluss darin zu entspannen. Die letzten zwei Beispiele sind aufwendiger und viele Menschen gehen nun mal lieber den Weg des geringsten Widerstandes.
Verlässt man sich auf toxische Substanzen zur Bewäl-

tigung innerer Konflikte, verkümmern die guten Strategien - wie zum Beispiel das erwähnte Joggen gehen. Auf lange Sicht leidet das Selbstwertgefühl weil die Sorge aufkommt, es nicht mehr ohne das Suchtmittel zu schaffen. Diese unschöne Feststellung löst Versagensgefühle aus, welche erneut mit dem Suchtmittel kompensiert werden – ein circulus vitiosus[8]«
Ich erklärte mir daraufhin, dass André mich über die Lachanfälle hinein in eine sorgenfreie Welt brachte und ich davon abhängig wurde.
Der Kampf wurde nicht einfacher. Ich fragte mich, weshalb ich so leiden müsse und dachte manchmal, dass es die Strafe dafür war, dass ich Adrian so wenig Liebe gegeben hatte. Auch meine Knieschmerzen wurden nach der Trennung so schlimm wie nie zuvor. Ein halbes Jahr lang zog sich diese belastende Freundschaftssituation, geprägt von dem Wechsel einer Aktivierung und Deaktivierung, in die Länge.
Nun stand das dritte und damit letzte Lehrjahr vor der Tür.
Die Empfehlung der Lehrer lautete, spätestens bis zu diesem Zeitpunkt mit den Vorbereitungen auf das Examen zu beginnen, welches achtundzwanzig Prüfungen innerhalb von zweieinhalb Monaten umfasste.
Zu den Vorbereitungen gehörte für mich auch, mit dem Rauchen dauerhaft aufzuhören, weil ich Angst hatte, durch den Dauerstress in dieser Zeit zu einer irreversiblen Kettenraucherin zu mutieren. Ich las dazu das Buch „Endlich Nichtraucher“ – von Allen Carr und mir fiel auf, dass teilweise anstelle von „Zigarette“

[8] Lat. „Teufelskreislauf“

auch „André“ hätte stehen können! Ich fühlte mich abhängig von jemandem, der mir schadete und hielt mich deshalb für noch merkwürdiger als vorher.
Ich brauchte all meine Energie für die Vorbereitungen und nahm mir fest vor, mich unter keinen Umständen mehr auf ein Treffen mit André einzulassen.
Ich kündigte mein Zimmer im Studentenwohnheim, um Begegnungen mit André zu vermeiden. Das Verrückte dabei war, dass ich noch gar keine andere Wohnung in Aussicht hatte und nach der dreimonatigen Kündigungsfrist ohne Dach über dem Kopf da gestanden hätte. Ich spürte nur, dass ich ausziehen musste und so tat ich es. Aufgrund meines straffen Zeitplans und dem fehlenden Internet in meinem Zimmer hatte ich nur sehr wenige Gelegenheiten, mich nach einer Wohnung umzuschauen. Wenn ich dazu kam, litt ich emotionale Höllenqualen. Ich finde keinen Begriff, der die emotionale Verfassung besser beschreiben könnte, in der ich mich bei der Vorstellung, mein Zimmer auszuräumen und das Wohnheim zu verlassen, befand.
Es schoss mir jedes Mal wie ein intensiver Blitz von meinem Gehirn bis in die Fußspitzen, ähnlich wie Gänsehaut am ganzen Körper nur mit dem Unterschied, dass dieser Stich ein flaues Gefühl hinterließ, welches jede einzelne Zelle in Traurigkeit versetzte und meine Atemfrequenz herabsetzte. Meine Motorik setzte dann aus und es kam zu einem intensiven Schwächegefühl, fast so, als wäre ich gelähmt. Wenn ich dann wieder zu Kräften kam, weinte ich nur. Ein solcher Blitz riss mich sogar aus Tiefschlafphasen heraus. Er entstand auch dann, wenn ich jemanden Geige spielen hörte – es reichten dazu auch nur sehr kurze Sequenzen in ei-

nem Musikstück (er hatte, wie bereits erwähnt, in meinem Beisein oft auf seiner Geige gespielt).
Elena sagte einmal zu mir: »Ich würde echt gerne mal wissen, was dieser Typ mit dir gemacht hat.«
Ich hielt es emotional nicht aus, mich weiter nach Wohnungen umzusehen oder mich mit diesem Thema auseinanderzusetzen. Es stellte für mich den letzten Schritt der Trennung von André dar und dafür war meine Seele offensichtlich noch nicht bereit. Nach zwei Wohnungsbesichtigungen brach ich die Wohnungssuche ab und beschloss, dieses Thema zu verdrängen. Verrückt, aber mir blieb zu dieser Zeit nichts anderes übrig. Ich war nur noch auf eines aus: zu überleben, irgendwie. Ich bat Gott, mir diese schwere Last abzunehmen. Ich riskierte quasi, bald ohne Dach über dem Kopf da zu stehen, aber ich vertraute ihm.
Ich betete: »Du hast mir deutlich gezeigt, dass ich mich von diesem Menschen trennen soll und ich will auf dich hören. Aber ich halte diese Wohnungssuche nicht aus, bitte such du mir eine Wohnung.«
Gott wusste um den Zustand in meiner Seele und ließ mich, obwohl ich so oft schon „versagt“ hatte, indem ich mich mit André getroffen hatte, nicht im Stich und erhörte mein Gebet: Zwei Wochen später bekam ich einen Anruf von Fred – dem Bruder meiner leiblichen Mutter. Er ist ein erfahrener Wirtschaftsingenieur und teilte mir mit, dass er aufgrund eines Jobangebotes nach Würzbach zog. Ich besuchte ihn kurz darauf und erzählte ihm von meiner Wohnungssuche. Ich sprach sonst mit kaum jemandem darüber, weil ich diese Situation aufgrund der psychischen Belastung verdrängte. Zwei Wochen bevor ich auf der Straße gestanden hätte,

teilte er mir mit: »Hey Mary! Ich werde als Führungsposition für eine neu aufgebaute Einheit nach Chicago entsendet. Ich werde mindestens ein Jahr lang außer Lande sein. Ich habe mir überlegt meine Wohnung die Zeit über zu behalten, aber ich möchte sie nicht einfach an irgendeinen Fremden untervermieten, den ich nicht kenne. Da habe ich an dich gedacht. Suchst du noch eine Wohnung?«

Fred bot mir an, zu demselben Preis, den ich für mein kleines Zimmer in Würzbach im Wohnheim zahlte, bei ihm in seiner schicken großen Wohnung mit zwei Balkonen zu ziehen. Nach dem Telefonat streckte ich die Hände zum Himmel und dankte Gott von ganzem Herzen. An dieser Stelle kann ich nur sagen: Gott erhört Gebete. Er handelt zwar nicht immer sofort, aber niemals zu spät. Diese wunderschöne Wohnung half mir ungemein, mich von Würzbach emotional schneller zu verabschieden.

Später stellte sich heraus, dass André zwei Tage vor mir aus dem Wohnheim auszog und zwar in eine Wohnung, die direkt gegenüber von der gelegen war, die ich zuletzt besichtigt hatte und für die ich mich wahrscheinlich notgedrungen entschieden hätte, wenn Fred mich nicht angerufen hätte. Wir hätten also wieder den gleichen Parkplatz gehabt und noch schlimmer, ich hätte direkt aus meinem Fenster in seines gucken können.

Ich hielt mich an meine Vorhaben, nicht mehr zu rauchen und auf seine Kontaktanfragen nicht einzugehen. *Wenigstens für die Prüfungszeit. Für den Fall, dass der Schmerz danach nicht aufgehört haben sollte, kann ich mich danach immer noch damit auseinander setzen*, dachte ich mir.

Das Jahr ging vorüber, die Prüfungen standen auf dem Plan und ich bestand mein Examen mit Bravour. Über diese Zeit schrieb er mir in einem Abstand von vier Wochen Nachrichten:
»Hey, wie geht es dir? André.«
»Hey, hab gerade an unsere Zimmerdisco gedacht.« (Ankunft der Nachricht: 6:35 Uhr, er dachte also direkt nach dem Aufwachen an mich – wie es auch umgekehrt mehr als oft der Fall gewesen war.)
»Hey, können wir nicht einfach wieder Freunde sein? André«
»Bist du hier in Hohengotha unterwegs? Ansonsten hast du eine Doppelgängerin« (Diese Nachricht erreichte mich an einem Wochenende, als er in seiner Heimat war. Sie zeigte mir, dass er derzeit genau so viel an mich dachte wie ich an ihn, da er mich schon in anderen Menschen glaubte gesehen zu haben– ich war zu diesem Zeitpunkt in meiner eigenen Heimat unterwegs).
Oder einfach nur:
»Hey, hier André.«
Er hätte genauso gut schreiben können: »Vergiss es, mich zu vergessen.«
Leider hatte ich André bei einem der erneuten Freundschaftsversuche meine neue Nummer gegeben.
Ich sperrte sie zwar nach einer gewissen Zeit unter den Kontakten auf meinem Handy, dennoch konnte er es über das Unterdrücken seiner Nummer erreichen und hinterließ manchmal Sprachnachrichten auf meiner Mailbox wie:
»Piep, piep, piep, Mary, ich hab dich wirklich lieb und möchte dich morgen einfach sehen okay? Ist mir eigentlich egal wo, ich möchte dich einfach nur sehen.

Ciao!«
Er vermisste mich, das war nicht gelogen. Genauso wenig wie es gelogen war, dass er mich nach den Trennungen zurück haben wollte. Allerdings benutzte er mich nur dafür, die in ihm entstandene Leere zu füllen. Es ging ihm nur um sich. Soweit konnte ich seinen egoistischen Charakter einschätzen.
Die Nachrichten waren immer sehr kurz und lagen weit auseinander, reichten aber dafür aus, mich mindestens eine Woche lang in ein Gefühlschaos stürzen zu lassen.

Anmerkung der Autorin:
Manchmal war ich kurz davor, Mary das Handy aus der Hand zu nehmen und in die Ecke zu knallen. Ich machte ihr sogar den Vorschlag, mein Handy mit ihrem für zwei Wochen zu tauschen, einfach nur deshalb, weil ich ihren Seelenzustand nicht mehr mit ansehen konnte! Sie willigte nie ein.

Das Examen lag hinter mir und wer hätte es gedacht? Der Schmerz war nicht überwunden. Es war so, als gäbe es eine Wundheilungsstörung in meiner Seele. Egal was ich an Aktivitäten unternahm und egal mit wem ich unterwegs war: Ich vermisste ihn und damit ging es mir nicht gut. Einen anderen Menschen hätte ich schon längst ablegen können. Ich sehnte mich nach dieser unbeschwerten Freundschaft, die einmal existierte und wollte nicht wahrhaben, dass sie vorbei war. Ich hatte das Gefühl, dass sich mein bester Freund zeitgleich mit meiner Lebensfreude verabschiedet hatte.

Jedes andere Mädchen hätte ich dafür als irrational oder gar dumm bezeichnet. Aber es steckte mehr dahinter.

Hinter den Kulissen Teil eins

Ich bekam direkt im Anschluss zur Ausbildung eine Stelle als Bewegungstherapeutin in einer Psychiatrie. Für das Personal gab es dort verschiedene Schulungen über typische Krankheitsbilder.
Mit großem Interessen nahm ich diese Weiterbildungsmöglichkeit war, wo es nur ging. Bereits nach zwei Wochen im Job bewilligte mir mein Chef die erste Schulung. Nach acht Stunden komprimierter Wissensvermittlung kam der Referendar, ein Psychotherapeut, zum Ende. Ich bekam mit, dass er seinen Zug verpasste, weil er die Uhr beim Referieren nicht im Blick hatte und etwas überzog. Ich war zwar schon sehr erschöpft, dennoch wollte ich mir diese Gelegenheit nicht entgehen lassen. Ich fragte, ob ich ihm bei einem Spaziergang ein paar Fragen zu einer komplizierten Verbindung zu einem Menschen stellen dürfte. Ich freute mich, als er zustimmte, denn endlich gab es Hoffnung zu erfahren, was mit mir nicht stimmte.

Anmerkung der Autorin:
Das Gespräch zwischen Therapeut und Mary hat wirklich stattgefunden. Ich gebe in Teilen wieder, wie Mary es mir schilderte und unterstütze die eine oder andere Aussage durch Quellen, auf die ich während meiner Recherche über das Themas Narzissmus gestoßen bin. Wenn Ihnen beim Lesen auffällt, dass die Beschreibung eines Narzissten auf jemanden zu trifft, den Sie kennen, so möchte ich Ihnen nahe legen, es dieser Person nicht mitzuteilen. Weshalb erfahren Sie in dem Kapitel „Was tun, wenn man nicht vor dem Narzissten flüchten kann?“.

Ich erzählte ihm ein paar Minuten lang, was mir auf dem Herzen lag, bis der Psychotherapeut mich unterbrach:
»Sie stellen also fest, egal was Sie tun oder lassen, dass Sie nicht von diesem Mann los kommen? Sie sind verwirrt, weil Sie immer dachten seelenverwandt zu sein und haben nun den Eindruck, einen ganz anderen Menschen vor sich zu haben?
Er ist auf der einen Seite zutiefst von sich selbst überzeugt und auf der anderen Seite reagiert er übertrieben gegenüber Kritik? Er trachtet nach Aufmerksamkeit, wohingegen er Ihnen kaum etwas zu geben hat? Mal ist er verständnisvoll und einfühlsam und dann plötzlich verletzt er auf einer ganz tiefen Seelenebene?
Sie sind kurz vor dem Durchdrehen und erkennen sich selbst nicht mehr?

Ich:
»Ja genau, Sie treffen es auf den Punkt! Was stimmt mit mir nicht?
Ich verstehe nicht, wie er so unsensibel mit mir umgehen kann bei all dem Wissen über meine Person. Benimmt er sich versehentlich so und ich reagiere über, wie er sagt? Er ist total sensibel – aber irgendwie nur was seine Gefühle betrifft!
Er hat mich lieb und will mich nicht verlieren, das weiß ich. Dass er nicht um mich kämpft, so ist einfach sein Wesen – um Dana hat er ja auch nie gekämpft, obwohl er sie geliebt hat. Er will mich zurück, das spüre ich. Er stellt sich einfach nur total trottelig an.
Was auch noch verrückt ist: Wenn ich André begegne – auch aus fünfzig Meter Entfernung -, bleibt meine gesamte Motorik aus. Wenn ich mitten im Gehen bin,

bleibe ich stocksteif stehen und es funktioniert gar nichts mehr. Ein solches Verhalten kannte ich bisher nur von mir, wenn eine fette schwarze Spinne in Sichtweite war. Einmal war ich mit dem Auto unterwegs und sah sein Auto auf der Gegenfahrbahn. Vor mir war eine rote Ampel, aber ich konnte die Bremse nicht betätigen und fuhr über Rot! Als er an mir vorbeigefahren war, hielt ich an, um mich zu beruhigen.
Ich will es auch nicht als Liebeskummer bezeichnen, denn das würde meine Gefühle drastisch verharmlosen. Ja okay, es tut vielleicht auch deshalb so weh, weil ich mit einem Mal meinen Beziehungspartner und besten Freund verloren habe. Ach, ich weiß ja auch nicht!«

Der Psychotherapeut, ein sehr einfühlsamer Mann, reichte mir prophylaktisch ein Päckchen Taschentücher und fuhr fort:
»Können Sie benennen, was in Ihnen auftaucht, wenn Sie André begegnen? Fühlen Sie in ihre Seele hinein, was hat sie Ihnen zu sagen?«

»Angst.«, brachte ich nur schluchzend hervor.

Psychotherapeut:
»Gut so. Ihre Seele schreit nach Gehör und versetzt Sie in Momenten, in denen Sie ihm begegnen aus einer gerechtfertigten Angst in diese Schockstarre. Ihre Seele mit ihren Gefühlen, Eindrücken und Ängsten will nicht mehr überhört werden – so, wie es André bisher abverlangte. Und ja, der Schmerz rührt nicht nur aus Liebeskummer, sondern aus Schmerzen, die sie bisher nicht zuordnen konnten. Sie wurden seelisch missbraucht. Andrés Beschreibung koppelt sich mit der einer narzisstischen

Persönlichkeitsstörung.
Manipulierend[9], egoistisch über die Norm hinaus, überheblich, selbstverliebt[10], bestrebt nach Anerkennung und Bestätigung[11], meist hochintelligent und oft auch mit einem ausgeprägten Sinn für Humor. Ausbeuterisch in zwischenmenschlichen Beziehungen[12] mit einem Mangel an Empathie[13] und dem übermäßigen Bedürfnis nach Bewunderung[14] - genau das sind sie, die narzisstischen Persönlichkeiten.
Ein Narzisst ist in seinen Augen fehlerlos, daher gesteht er sich nicht ein, für etwas was schief gelaufen ist, verantwortlich zu sein. Er manipuliert und macht andere nieder, um seinen Selbstwert aufzuwerten.«

Ich:
»Mir würde es leichter fallen, Ihnen zu glauben, dass ich nicht alle Tassen im Schrank habe.
Ich kann mir nicht vorstellen, dass er verrückt ist. Sie sagen, dass Narzissten keine Empathie besitzen. Ich erinnere mich aber an Situationen, in denen er Mitleid zeigte. Und entschuldigen kann er sich im Übrigen auch. Was sein Selbstbewusstsein anbelangt – er strotzt nur so davon. Er hätte es also gar nicht nötig, sich an mir aufzuwerten.«

---

[9] vgl. Grüttefien 2016, S. 69.
[10] vgl. Grüttefien 2016, S. 24.
[11] vgl. Grüttefien 2016, S. 26.
[12] vgl. Olesen 2015, S. 48.
[13] vgl. Grüttefien 2016, S. 13.
[14] vgl. Olesen 2015, S. 48.

Psychotherapeut:
»Wenn Sie an die Situationen zurückdenken, in denen er sich bei Ihnen entschuldigt hat – veränderte er etwas im Nachhinein?«

Ich schwieg einen Moment und schüttelte dann mit dem Kopf.

Der Therapeut fuhr fort:
»Wenn er sich bei Ihnen für ein Fehlerverhalten seinerseits entschuldigt hat, dann nicht, weil es ihm leid tat, sondern, weil er es als seinen letzten Ausweg sah. Er weiß genau, wie weit er bei Ihnen gehen kann und was er sagen muss, um Sie bei sich zu halten.
Ich behaupte das so felsenfest, weil in der Störung selbst verankert ist, fehlerlos zu sein und sein Wesen weder Schuld noch Reuegefühle entwickeln kann. Das ist auch der Grund dafür, weshalb er im Nachhinein nichts veränderte. Vorwürfe verursachen in seinem Gehirn eine Art Krampf. Dass es irgendjemanden gibt, der ihn nicht lieben sollte, ist für ihn jenseits seiner Vorstellungskraft. Er ist der Mittelpunkt, die Sonne in seinem Universum, der Größte, und alle lieben ihn. Zumindest glaubt er das. Das Selbstbewusstsein, welches er an den Tag legte, war nicht echt, sonst wäre er anders mit Ihnen umgegangen. Nur wer sich selbst akzeptieren kann, kann auch andere Menschen akzeptieren.[15]
Er wartet permanent mit geballter Faust in der Tasche um sein brüchiges Ich zu verteidigen – dahinter steckt die Angst vor dem Zerfallen dieses Ichs. Wäre er sich

---

[15] vgl. Telfener 2009, S. 80.

seines Selbst bewusst, dann würde er für sich wissen, wer er ist und müsste nicht ständig nach Aufmerksamkeit und Bestätigung gieren.
Was das Mitgefühl angeht: Alles was danach ausgesehen haben mag, hat er sich von dem Verhalten fühlender Menschen abgeguckt. So weiß er beispielsweise, dass es der Norm entspricht, einen weinenden Menschen mitleidig anzusehen und zu umarmen, fühlen tut er dabei aber nichts. Möglichst glaubwürdig kommt er dann dabei rüber, wenn er sich selbst etwas von der Show verspricht.«

Jetzt wusste ich die Taschentücher zu schätzen und griff mir eines. Einen Moment lang versuchte ich meine Gedanken zu sortieren und fuhr dann fort:
»Von dem Verhalten fühlender Menschen? Das würde ja bedeuten, er könne nicht fühlen. Waren dann seine Tränen, die aus seinen Augen kamen gekünstelt? Das kann ich mir nun wirklich nicht vorstellen.«

Psychotherapeut:
»Er fühlt schon, aber sein Gefühlsrepertoire ist begrenzt.[16] Es besteht hauptsächlich aus Wut, Angst - vor allem Verlustangst - und Hass. Sie bekamen die doppelte Ladung an Wut ab, weil Sie die zweite Frau in seinem Leben waren, die ihm die kalte Schulter gezeigt hat.
Seine Tränen rührten aus Panik in ihm, Sie zu verlieren. Denn Sie müssen wissen, dass Narzissten sehr große Angst vor Trennungen haben[17]– das hängt mit

---

[16] vgl. Kernberg 1983, S. 262f.
[17] vgl. Hirigoyen 2002, S. 163.

ihren frühkindlichen Erfahrungen zusammen. Es ging ihm also dabei weniger um Sie als Person, sondern um die Rolle, die Sie für ihn gespielt haben. Von Ihnen erhielt er seine Bestätigung. Schon allein über das Lachen über seine Witze fühlte er sich von Ihnen bestätigt.

Er ist innerlich kontrolliert von Verlustangst und hat kein Vertrauen- weder in sich selbst, da ihm der Bewusstseinsbezug fehlt - noch in irgendeine andere Person.

Jedes Mal, wenn Sie sich von ihm trennen wollten, drängte ihn diese Angst zu glaubwürdigen, aber letztlich leeren Versprechungen. Alsbald er Sie aber wieder in seinen Händen hatte, kippte die Stimmung in Wut um. Wut gegen Sie, weil Sie ihn verlassen wollten. Jene Versprechungen, die ihm zu neuen Chancen verhalfen, waren sofort hinfällig und seine Aggressionen gegen Sie umso größer. Warum schob er alle Schuld auf Sie? Weil sein Wesen keine Schuldgefühle entstehen lassen kann. Sie mussten die Schuldige sein und so projizierte er mit einer Überzeugung von der Richtigkeit seiner Aussagen alle Schuld auf Sie. Das erklärt auch, warum es von Trennung zu Trennung schlimmer wurde.

Ein Narzisst achtet genau auf sein Wohlbefinden und alsbald er ein negatives Gefühl verspürt, was keine Seltenheit ist, beschuldigt er sein Gegenüber dafür, es ausgelöst zu haben. Er gebrauchte Sie also als Sündenbock, in den er all das hineinprojizierte, was er gefühlsmäßig aufgrund seiner instabilen Struktur nicht aushalten konnte.[18] Das waren jene Gefühle, die Ihnen ihr

[18] vgl. Hirigoyen 2002, S. 165.

Magen mitzuteilen versuchte. André aber verbot sie. Protestiert man einem Narzissten, wird er wütend und deutet die komplette Wahrnehmung als falsch, um weiter wie bisher fortfahren zu können. Je nach Grad seiner Perversität bestraft er sein Opfer, wenn es sich seinen Regeln wiedersetzt.«

Ich:
»Am liebsten würde ich jetzt behaupten, dass ich den Kontakt lebenslänglich meiden werde. Aber ich kann mir selbst nicht mehr vertrauen. Das ist ein Punkt, in dem ich mich nicht mehr erkenne. Ich vermisse es sehr mit ihm zu lachen.«

Der Therapeut bot mir das Du an, ich willigte ein und er fuhr fort:
»Du vermisst es also mit ihm zu lachen, doch solltest du dir im Klaren darüber sein, dass er seinen Humor als wirksamste Waffe gegen dich verwendet hat. Indem er dich während gewissenloser Äußerungen oder Aktionen zum Lachen brachte, schaltete er dein Denken aus.
Er hat dich zu seinen Zwecken manipuliert.
André scannte dich und deine Gefühlsreaktionen ganz genau, sodass er dich zu lenken wusste, ohne dass du es realisiert hast. Schwer von ihm lösen kannst du dich deshalb, weil er dir eine Gehirnwäsche verpasst hat.
Narzissten haben schon großen Schaden in der Menschheit angerichtet – denke beispielsweise an Hitler! Hitler war ein Narzisst.[19] Unzählige Menschen hat er manipuliert.

---

[19]vgl. Knappe 2004.

Auch vor Gericht gelingt es dem Narzissten nicht selten, den Richter ins Zweifeln zu bringen und somit zu beeinflussen.[20] Was ich damit sagen will ist, dass niemand gefeit ist vor der Manipulation eines Narzissten. Anfällig sind insbesondere Menschen,

- bei denen der Gedankenweg, schuldig zu sein, egal was vorfällt, bereits im Kindesalter gelegt wurde und der Narzisst ihn damit problemlos ausnutzen kann,
- die in ihrer Kindheit durch Aussagen wie »Wegen dir habe ich dies und jenes nicht geschafft« oder »Wegen dir habe ich jetzt Bauchschmerzen« vermittelt bekamen, verantwortlich für die Gefühle oder die Situation anderer zu sein,
- die in ihrer Kindheit keine wirkliche Liebe erfuhren und die Beziehung zu dem Narzissten als Trauma-Wiederholung nutzen, in der sie sich erhoffen, diesmal als Sieger heraus zu kommen: »Diesmal schaffe ich es, geliebt zu werden!«,
- die von Kindesbeinen durch Aussagen wie »Was du dir immer zusammenspinnst« oder »Jetzt sind deine Hirngespinste wieder aktiv« eingetrichtert bekamen, dass ihre Wahrnehmung falsch ist,
- die in ihrer Kindheit selbst schon narzisstischen Missbrauch erlebten,
- deren Persönlichkeit ungefestigt ist[21],
- die sehr selbstkritisch sind und sich viel in Frage stellen,

---

[20] vgl. Hirigoyen 2002, S. 147.
[21] vgl. Hirigoyen 2002, S. 140.

- die daran glauben, wertlos zu sein,
- die gerne bewundern,
- die gern bewundert werden,
- die wie du eine hochsensible Person sind, die über die Norm hinaus mit Wahrnehmungsantennen bestückt sind, die kleinste Attacken empfangen, die der Narzisst mit dem Wissen darum so verpackt, dass er sie im Nachhinein abstreiten kann.

André löschte Stück für Stück dein Selbstvertrauen aus. Damit du unsicher bleibst, ging er nicht allzu offensichtlich vor. Das war der Grund für den Wechsel zwischen nett und gemein, den du bei ihm beobachtet hast.
Widerspricht sich ein Narzisst – und sei es schwarz auf weiß nachweisbar – schafft er es, dies seinem Gegenüber auszureden.
Alles in allem schaffte er die perfekte psychische Verwirrung, die man dir übrigens ansehen kann, wenn du von ihm sprichst.
Dein Lächeln löschte er aus und nun rennst du ihm hinterher, in der Hoffnung es wieder zurück zu bekommen. Jedoch kannst du auf diesem Weg nur noch mehr verlieren. Narzissten sind unersättlich, deshalb lässt er dich auch nicht in Ruhe. Da du seine innere Leere nicht erfüllen kannst, würdest du ihm nie genügen. Ich kann mir gut vorstellen, dass er – wie er es auch mit Dana gemacht hat - dir irgendwann fremdgegangen wäre, weil er sich bei weiteren Frauen versucht zu ergötzen.
Ich habe einige Patientinnen in meiner Behandlung, die ebenfalls Opfer von Narzissten waren. Ich bewundere, dass du es geschafft hast, dich nach etwas über

drei Monaten von ihm zu trennen. Einige Opfer sind jahrelang in dem Sog gefangen und manche kommen nie heraus. Sie kommen dann in meine Praxis aufgrund der Folgeschäden dieser Beziehung. Es ist wichtig die Ursache ihres Leidens aufzudecken. Viele Opfer sind sich nicht darüber im Klaren, dass sie sich in den Fängen eines Narzissten befinden. Sie klagen stattdessen über Depressionen, Wutanfälle, Selbstwertkomplexe oder Ähnlichem. Damit nicht an der falschen Stelle gearbeitet wird, braucht es einen Therapeuten, der sich mit dem Thema gut auskennt.
Psychotherapie ist Arbeit mit sich selbst. Aus diesem Grund kommen Menschen mit der narzisstischen Persönlichkeitsstörung auch nur äußerst selten zu mir in die Praxis. Sie nehmen sich nicht als krank wahr und leiden nicht. Diesen Part übernehmen lediglich die Opfer.[22] Dadurch fehlt die Bereitschaft für den Schritt in die Therapie. Weil das die Therapie schwer bis unmöglich macht, bedaure ich den seltenen Besuch nicht.«

Ich heulte Rotz und Wasser:
»Und wie kommt es zu solch einer Störung?«

Psychotherapeut:
»Zwischen dem ersten und dem zweiten Lebensjahr findet noch keine richtige Erziehung statt. Im Normalfall bekommt das Kind das Gefühl vermittelt, es sei der Mittelpunkt des Universums – und das ist auch gut so, denn es soll so sein. Ein lauter Furz ist gut und alle freuen sich darüber – das wird in keinem anderen Lebensalter wieder so sein! Alles dreht sich um das Kind.

---

[22] vgl. Hirigoyen 2002, S. 163.

Langsam lernt dann das Kind zu gehen, es entwickelt Autonomie. Die Bezugsperson beginnt nun das Kind zu erziehen, muss es korrigieren und kritisieren. Das sollte gleichmäßig und nicht zu schnell vonstattengehen, damit sich das Kind langsam entwöhnen kann und genug Zeit hat zu lernen, mit diesen Frustrationen umzugehen. Indem das Kind lernt, dass sich nicht mehr alles um ihn dreht, entwickelt es das erste Selbstwertgefühl. „Ich schaffe es, dieses Gefühl auszuhalten. Ich schaffe es, mit Frustrationen umzugehen."
Hier kann es passieren, zum Beispiel über ein folgendes Geschwisterchen in dieser Zeit, dass das Kind zu schnell aus dieser Phase herausgeholt wird.
Bekommt ein Kind generell zu wenig Aufmerksamkeit, hat es nur die Möglichkeit Liebe zu erhalten, indem es sich und seine Gefühle zurücksteckt und sich so verhält, wie es die Eltern gerne hätten. Das Kind baut also ein Ich, welches den anderen gefällt aber nicht seinem wirklichen Ich entspricht.
Die Störung kann sich aber auch durch das andere Extrem entwickeln, nämlich dann, wenn ein Kind ewig in dieser Phase bleibt: Überfürsorge, Überkontrolle, Überwichtigkeit. Auch hierbei wird das Kind nicht um seiner selbst willen geliebt, sondern nur für die Leistung, es seinen Bezugspersonen besonders recht gemacht zu haben.[23]
Wird es nie kritisiert, lernt es nicht mit Versagungen umzugehen und entwickelt ein falsches Selbstbild. „Für mich wird alles getan, ich werde für alles entschuldigt, um mich wird sich – egal was ich anstelle, liebevoll gekümmert also mache ich im Grunde nichts

[23] vgl. Olesen 2015, S. 49.

falsch."

In beiden Entwicklungsversionen wird das Kind emotional nicht adäquat versorgt. Ein Kind braucht zur Entwicklung eines gesunden Selbstwertgefühls eine phasengerechte und normale Zuwendung. Erfährt es zu viel oder zu wenig Aufmerksamkeit, oder muss es in eine andere Rolle schlüpfen, um geliebt zu werden, entstehen Fehlentwicklungen.[24]

Deinen Berichten zufolge, vor allem jene über das Verhalten gegenüber seiner Mutter, denke ich, dass Letzteres bei André der Fall gewesen war. Durch die mangelnde Übung mit Kritik umzugehen, entwickelte er eine Frustrationsintoleranz. Die Beziehung zu seiner Mutter hört sich nicht nach einer Mutter-Sohn-Beziehung, sondern nach einer Mutter-sucht-Ersatz-Für-X-Beziehung an. Die erste gegengeschlechtliche Beziehung ist die zur gegengeschlechtlichen Bezugsperson. Mädchen heben deshalb ihren Vater in den Himmel und wollen ihm gefallen und wie du bereits erwähntest, tat es André bei seiner Mutter. Er durfte nicht er sein, sondern musste sich den Erwartungen seiner Mutter anpassen um geliebt zu werden.

So passte er sich unbewusst an das Bild der Bezugspersonen an, um dem Bedürfnis eines jeden Kindes nachzukommen, angenommen zu sein. Zurück bleibt eine tiefe Frustration und Wut auf diese Person, die das Kind allerdings nicht wahrnimmt.

Wut, hinter der Trauer steckt, nicht um seines selbst willen geliebt worden zu sein.[25]

Ein solches Kind entwickelt eine Beziehungsstörung

---

[24] vgl. Olesen 2015, S. 49.

[25] vgl. Olesen 2015, S. 49.

zu sich selbst und zu anderen, weil es sich der frühkindlich erfahrenen Liebe nie sicher sein konnte. Seine zwischenmenschlichen Beziehungen sind also kontrolliert von Misstrauen „Wie soll mich jemand lieben können, wenn es meine Bezugspersonen nicht taten" und Angst vor Abhängigkeit. Das Kind verliert den Zugang zu seinen eigenen Gefühlen, weil es durch die Nicht-Nutzung verloren ging. Deshalb auch die geringe Fähigkeit der Selbstreflektion. Er entwickelte zur Tarnung seines schwachen Selbstwertes eine grandiose Selbstliebe, an die er selbst glaubt. Tief in ihm drinnen aber und nicht wahrnehmbar ist er sich dieser nicht sicher, was Grund dafür ist, dass er das Bild von außen bestätigt haben muss – zum Beispiel über die Partnerin.«

Nach dem fast einstündigen Spaziergang kam der Zug des Therapeuten an und er verabschiedete sich mit folgenden Worten von mir:
»Eins solltest du dir merken: Du wirst ihn nicht verändern. Mit diesem Mann an deiner Seite gehst du zugrunde.«

Der erste Atemzug

Ich kann mir vorstellen, dass beim Lesen dieser Geschichte die Frage aufkommen könnte, wer der Kränkere von uns beiden war. André, weil er offensichtlich unverschämt agierte oder ich, weil ich mich so gut wie nie wehrte und ihm stets aufs Neue Chancen gab.
Das, was aber vielleicht offensichtlich ausgesehen haben mag, war lange Zeit nicht aufgedeckt.
Ich habe Ihnen die Beziehung aus einer Perspektive geschildert, die so erst auf den zweiten Blick sichtbar war. So viel Kälte, wie er mir gegenüber an den Tag legte, war mir bisher unvorstellbar und somit verleugnete ich Situationen, in denen er mir seine Gefühllosigkeit offenbarte und speicherte sie falsch ab oder verdrängte sie, sodass sie lange Zeit nicht abrufbar waren.
Wenn ich gefragt wurde, weshalb die Beziehung kaputt ging, konnte ich lange Zeit nur eine meines Empfindens sehr unzufrieden stellende Antwort geben:
»Er hat seiner Ex-Freundin wieder geschrieben.« - *So ein blöder Trennungsgrund!,* dachte ich dann.
Zwei für mich besonders schwerwiegende Gründe konnte ich einfach nicht nennen, weil sie meine bisherige Vorstellungskraft von emotionaler Kälte überschritten. Erstens sein Kommentar zu den Brüsten der Pornodarstellerin und zweitens das Anschalten des Lichts beim Geschlechtsakt in Verbindung mit dem teuflischen Gelächter. Die Situationen liefen zwar so ab wie beschrieben, ich erlebte sie aber zu diesem Zeitpunkt nicht (so). Sie wurden noch während des Geschehens automatisiert als „das kann unmöglich wahr sein“ verdrängt. Die von ihm im Anschluss netten, gegensinnigen und damit verwirrenden Gesten (zum Beispiel,

dass er mich liebevoll in den Arm nahm) verwirrten mich und trugen dazu bei, das Geschehene nicht definieren zu können. Durch die nicht vorhandene Vorstellungskraft war ich gehindert an dem „sehen“ und damit vor dem „spüren“ seiner Kälte. Auf der einen Seite war er gefühlsmäßig so tot und auf der anderen Seite, vor allem wenn ich mich von ihm trennen wollte, ließ er mich über seine unschuldigen Augen enorme Emotionen spüren.

So viel lief unbewusst ab, dass es lange Zeit so war, als hätte ich die beschriebenen Situationen nie erlebt. Das war vorrangig der Grund, weshalb ich mich nie wehrte. Im Laufe des Prozesses der Aufarbeitung lichtete sich immer mehr der Nebel. Heute sind für mich die sichtbar gewordenen Dinge nicht mehr wegzudenken. Hätte ich keine alten Tagebucheinträge als Beweis, könnte ich mir manchmal selbst nicht vorstellen, in der Beziehung nichts realisiert zu haben. Mir fehlen für weitere Erklärungen einfach die Worte. Es gibt aber einen berühmten Kurzfilm, der oftmals in den Schulen gezeigt wird, um den Schülern die begrenzte Aufmerksamkeit des Gehirns zu demonstrieren. Weil mir dieser Film zu dem Thema in gewisser Weise passend erscheint, nehme ich ihn mir jetzt einfach mal zur Hilfe. Es handelt sich um das Gorilla-Experiment: Die Zuschauer erhalten vor dem Ansehen des Filmes die Aufgabe, die Anzahl der Pässe der Basketballspieler zu zählen. Im Anschluss wird der Film abgespielt. Als sich ein zotteliger Affe unter die Basketballspieler mischt, fällt dieser den Zuschauern nicht auf. Nachdem sie auf den Affen aufmerksam gemacht wurden, war er beim erneuten Abspielen des Films nicht mehr zu übersehen.

Erst durch den Einblick durch den Therapeuten in einen narzisstischen Menschen mit seiner nicht vorhandenen Empathie und dem Bedürfnis nach dem Kränken anderer Menschen, öffnete sich das Tor meines Bewusstseins und die Situationen purzelten hindurch und ich erlebte sie.
Es war eine bunt gemischte Gefühlsexplosion: Je mehr ich die Beziehung reflektierte, desto mehr Gefühle, die lange Zeit unterdrückt blieben, tauchten auf.
Die vergangene Beziehung wurde dadurch von einer anderen Seite beleuchtet und Gefühle - vor allem Wut - die ich bisher gegen mich richtete, projizierten sich zum ersten Mal auf André.
Ich war sehr wütend auf ihn. Zum ersten Mal durfte ich diese Wut spüren, weil sie berechtigt war! Es war seltsam, mal nicht auf mich geballt wütend zu sein, weil ich wieder einmal aufgrund meiner Persönlichkeitsstruktur irgendetwas fälschlicherweise als verletzend empfand, sondern auf ihn, weil ihm die Schuld für die Verletzungen galt.
Ich war enttäuscht von ihm, dass er mich die ganze Zeit auf eine perverse Art und Weise ausnutzte und erschrocken über mich, dass ich es nicht bemerkt hatte.
Unmengen an Energie hatte er mir geraubt. Er bereicherte sich auf Kosten meines Selbstwertes. Diese Erkenntnis traf mich wie ein Donnerschlag.
Ich war traurig darüber, was ich mit mir hatte machen lassen. Ich war aber auch erleichtert und glücklich darüber, zu wissen, dass ich meiner Wahrnehmung vertrauen durfte. Ich konnte plötzlich wieder aufatmen.
Als ich in den Spiegel blickte, sah ich eine ganz andere Frau in meinem Spiegelbild.
Über dieses Gespräch bekam ich eine ganze Portion

Selbstvertrauen zurück. Es ratterte noch eine ganze Zeit lang in meinem Kopf.
Ich rief Elena an, die die ganze Story von vorn bis hinten mitbekam, ja fast schon ebenso durchlitt, und erzählte ihr von den Neuigkeiten. Sie sagte: »Das passt. Endlich bekommt das ganze einen Namen!«

Anmerkung der Autorin:
An dieser Stelle fällt es einfach, zu denken, dass die Geschichte damit ein Ende gehabt haben müsste.
Falls ja – Mary dachte das auch zu dieser Zeit! Aber einige unklare Dinge führten dazu, dass sie sich gedanklich im Kreis drehte und immer wieder ratlos dastand und immer wieder zu dem Endergebnis kam, dass sie vielleicht doch das Problem gewesen wäre. Anders gesagt: Sie war aus der Gehirnwäsche noch nicht befreit.
Dass sie nun wusste, manipuliert worden zu sein, bedeutete lange nicht, automatisch von der Gehirnwäsche befreit zu sein. Einige Puzzleteile hatten zwar zueinandergefunden, allerdings ergab es immer noch kein vollständiges Bild. Der Ruhemodus ihrer Seele konnte sich jedenfalls noch nicht vollständig einstellen.

Wutgefühle auf André hielten nie lange an. Das war ein Problem. Wut gegen ihn durfte bisher nicht empfunden werden und wurde aus meinem von ihm darauf programmierten Hirn weggelöscht.
Ich hing fest wie eine Mücke im Netz - in seinem Netz.
Der Vergleich, mich neben ihm wie neben einer fetten schwarzen Spinne zu fühlen, passt schon wieder.
Die Schuldgefühle, für das Scheitern der Beziehung

und das Nicht-mehr-funktionieren einer Freundschaft verantwortlich zu sein, verstärkten sich sogar, weil ich begann, André aufgrund seiner Störung zu entschuldigen: »Im Grunde kann er ja nichts dafür.«
Je böser André mir in Erinnerung blieb, desto hilfebedürftiger erschien er mir. Ich dachte mir, dass nur ein sehr großes seelisches Leid ihn zu dem machen konnte, was er war. Ich hätte ihm gern geholfen, weil er irgendwo noch in meinen Hirnwindungen als mein bester Freund abgespeichert war.
Ich war dann wütend auf meine Sensibilität, die anscheinend Schuld daran war, seinen emotionalen Angriffen nicht standhalten zu können, was die Freundschaft unmöglich machte.
Wenn ich mir sagte, die Geschichte einfach ein für alle Mal ruhen zu lassen, bekam ich ihn trotzdem nicht aus dem Kopf.
Ich wanderte am Rande der Verzweiflung.
Erinnerungen an zwei verschiedene Gesichter, die André besaß, hinterließen ein einziges Chaos in meinem Kopf. Immer wieder schoss mir auch der liebevolle Umgang mit seinem Hund durch den Kopf. Meine Gedanken kreisten, angetrieben durch absolute psychische Verwirrung: *So schlimm war er doch gar nicht* versus *Um Gottes Willen, lass bloß die Finger von ihm* und *Er hat eine riesige Macke* versus *Vielleicht bin ich doch die Schuldige?*
Mein Gehirn wechselte von jetzt auf nachher das Bild von André… so, wie er sich auch vor mir gab.
Es blieben zu viele unentschlüsselte Fragezeichen in meinem Kopf:
Wie kann überhaupt jemand, der so sensibel war und daher wusste, wie sich seelische Verletzungen anfühlen,

sie anderen zufügen?
Es war mir ein Rätsel, wie ein Mensch kein Gewissen besitzen könnte. Und wenn sich für mich etwas nicht logisch aufklären ließ, dann konnte ich es auch nicht wahrhaftig verinnerlichen. So erschien es mir logischer, dass ich am Scheitern der Beziehung verantwortlich war und mir die Verletzungen eingebildet hatte.
Er war ja nicht immer so. Er wurde erst so böse, als wir in einer Beziehung waren. Es muss also doch mit mir zu tun gehabt haben. Ich kann ihm unmöglich alle Schuld aufbürden.
Es war nervig zu beobachten, wie sich meine Gedanken im Kreis drehten und kaum zu unterbrechen waren.
Manchmal dachte ich auch einfach, um den Krampf in meinem Hirn zu lösen, dass ich die Macke hätte.
Mit solchen Gedanken in Kombination mit meinen Schuldgefühlen gab es wieder Hoffnung für eine Freundschaft mit ihm, an der ich so sehr fest hielt.
Irgendwann dachte ich dann: *Er hört nicht auf mir zu fehlen und ich fehle ihm irgendwo auch, weshalb also das Getue? Mir geht es so schlecht mit der Trennung, dass ich mich auch gleich wieder mit ihm treffen kann – es würde sicher keinen großen Unterschied machen, bis auf dass ich ihn nicht mehr vermissen muss.*
Außerdem kann er gar nicht so schlimm gewesen sein, wenn er mir so fehlt. Jetzt wo ich weiß, wie er „funktioniert", müsste doch auch eine Freundschaft wieder möglich sein. Angriffe müsste ich einfach nur ignorieren, Bestätigung müsste ich ihm geben und Kritik unterlassen. So dürfte es klappen.

Anmerkung der Autorin:
Ende September, eine Woche nach dem Therapeutengespräch begab sich folgende Situation:
Mary und ich gingen mit ein paar Freunden auf das Würzbacher Stadtfest. Nachdem wir einen Mordsspaß auf dem Karussell hatten, stellten wir uns wie vorher auch schon mit unseren Freunden in einen Kreis und tranken Cocktails. Alle lachten und hatten Spaß, auch Mary – bis zu einem bestimmten Augenblick. Sie wurde plötzlich ganz still und stand wie angewurzelt da. Sie wirkte geschockt und in ihren Augen sah ich einen unbeschreiblich tief sitzenden Schmerz. Ich fragte sie: »Mary, was ist los?«
Sie antwortete: »Der Mann dort vorne auf der Bühne spielt Geige, das hat André auch immer getan.«
Der Blick in ihre Augen verriet mir, dass die Geschichte noch nicht zu Ende war. Was sie aber auch nicht wusste war, dass ich mir daraufhin sämtliche Bücher über Narzissmus besorgte. Der Detektiv in meinem Gehirn hatte sich ganz genau ihre Fragen gemerkt, die sie stellte und wollte zusätzlich eigene geklärt haben. Ich erzählte ihr nichts davon, weil ich sie mit den Fragezeichen in meinem Kopf nicht zusätzlich ins Zweifeln bringen wollte und sie für den Fall, dass ich mit meiner Vermutung falsch lag und sie doch schon abgeschlossen hatte, nicht unnötig in die Thematik zurückholen wollte. Ich hatte zu dieser Zeit noch keine feste Arbeit und so fuhr ich mit all den Büchern nach Italien. Ich markierte mir alles Interessante und wartete auf den Zeitpunkt, an dem ich Rückfalltendenzen bei Mary mitbekam um ihr von meinen Erkenntnissen berichten zu können.
Ich werde diese in dem Kapitel „Hinter den Kulissen

Teil zwei“ mit einfließen lassen.

Projekt Y

Mittlerweile war es Oktober und meine Arbeit gefiel mir weiterhin sehr gut. Dennoch war André nach wie vor in meinem Kopf präsent. Ich hatte das Bedürfnis, ihn zu testen, um heraus zu finden, ob das auf ihn zutraf, was ich an Wissen über das Krankheitsbild hatte. Zu hoch war mir derzeit noch das Risiko, aufgrund einer falschen Wahrnehmung eine Freundschaft, die mir sehr viel bedeutete, zu beenden. Loslassen blieb nach wie vor unmöglich. Zu viele Täuschungen waren noch unentschlüsselt und gewisse Verhaltensweisen blieben mir fraglich in Erinnerung, sodass ich mir die Frage stellte, ob er wirklich die narzisstische Persönlichkeitsstörung oder nur narzisstische Züge hatte. Auch wollte ich herausfinden, weshalb genau ich die Kontrolle über mich in seiner Gegenwart verlor.
Gemeinsame Freunde von mir und André konnte ich nicht in meine Forschungsarbeit mit einbeziehen. Sie hätten mich höchstwahrscheinlich für verrückt erklärt, wenn ich ihnen von Andrés Störung erzählt hätte. Ich glaubte das deshalb, weil mir in der Zeit, in der wir so gut miteinander befreundet waren, niemand etwas Schlechtes über André hätte weiß machen können.
Nachdem André damit fertig war, sich bei mir abzureagieren, erreichte er seinen Gemütszustand und zeigte sich im Anschluss in Gesellschaft total relaxt.[26]

---

[26] vgl. Hirigoyen 2002, S. 165: „[...]genügt der auf ein zur Beute gewordenes Ziel projizierte Haß, um die inneren Spannungen zu lindern, was es dem Perversen ermöglicht, sich anderswo als angenehmer Gesellschafter zu zeigen. Daraus erklärt sich die Überraschung oder sogar das empörte

Auch meine Familie reagierte überrascht, als ich ihnen von der Idee, dass André ein Narzisst sein könnte, berichtete: »Was? Der André? Das traut man ihm gar nicht zu. Er wirkte so schüchtern und so ruhig, dass man denkt, er könne nicht bis drei zählen.«
Irgendwann hörte ich auf, mich mit mir nahestehenden Menschen über meine Sorgen bezüglich André zu unterhalten, weil ich entweder auf Unverständnis stieß oder Ratschläge für den Umgang mit einem normalen Menschen erhielt. Sie meinten es natürlich nur gut und wussten es nicht besser, jedoch waren Aussagen wie:
»Vielleicht musst du ihm mal sagen, was genau dich verletzt. Er scheint das nicht zu wissen.« eher kontraproduktiv, denn neben dem, dass sich André bisher Kritik gegenüber intolerant zeigte, verwendete er auch das Wissen um verletzliche Punkte schamlos gegen mich. Auch Sätze wie »Wenn du dich nach so einer Aktion noch einmal auf ihn einlässt, dann ist dir wirklich nicht mehr zu helfen«, brachten mich wenig voran. Sie kannten sich, wie auch ich eine lange Zeit, nicht mit dem Thema Narzissmus und der Gehirnwäsche, die dahintersteckte, aus.

Anmerkung der Autorin:
Manchmal begegnete mir André beim Einkaufen in Würzbach. Ich konnte dann immer kaum fassen, dass ich über diesen unschuldig aussehenden Menschen ein Buch schrieb.

«unmöglich!» derer, die von den perversen Umtrieben eines Verwandten hören, der sich bis dahin immer nur von seiner besten Seite gezeigt hatte. Die Aussagen der Opfer erscheinen unglaubwürdig."

Elena, die die Einzige war, die mich hätte verstehen können, ließ ich auch von meinem Projekt außen vor. Sie war so stolz auf mich, dass ich es schaffte, mich so erfolgreich von André fern zu halten, dass ich sie jetzt nicht enttäuschen wollte.
Kalle, ein guter Freund von mir, war der einzige, dem ich von meiner Forschungsidee erzählte. Er sagte daraufhin: »Mary, ich halte dich für eine sehr intelligente Frau. Ich muss aber sagen, dass du dich in der Sache mit André schlimmer als ein Kind verhältst: Wenn ein Kind in die Kerzenflamme fasst, verbrennt es sich und lernt, dass es das nächste Mal nicht noch einmal hineinfassen darf. Du aber greifst stets aufs Neue rein und verbrennst dir deine Pfoten. Du kannst doch nicht einfach vergessen, dass eine Flamme heiß ist? Der Typ ist und bleibt ein Arschloch, wie viele Beweise muss er dir dafür noch liefern?«
Kalle hatte Recht. Allerdings befand ich mich in einem Stadium der Manipulation, in dem ich selbst an meinen Erinnerungen, auch die Erinnerung an die schmerzvollen Verletzungen, die er mir zufügte, zweifelte.
Ich wusste, dass mir die Sache keine Ruhe ließ und so ging ich alleine auf das Forschungsabenteuer. Es war notwendig weil noch zu viele Erinnerungen verfälscht oder wegmanipuliert waren.

Mit einem Seelenmörder experimentiert man nicht

André kontaktierte mich wie gehabt. Ich erinnere mich an Gedankengänge wie: *Irgendwie muss eine Freundschaft doch zu händeln sein. Egal wie krank ein Mensch ist – es steckt doch immer noch ein Mensch mit einer Seele dahinter. Unsere Seelen waren einmal so nah aneinander – das kann doch nicht alles einfach so hinfällig sein.* Hochmotiviert und konzentriert traf ich mich mit ihm, in der Hoffnung, das Ding zu schaukeln. Ich teilte ihm mit, dass ich in eine ganz tolle neue Wohnung gezogen sei und er mir oft fehlte. Hinzu fügte ich, dass ich bereit sei, einen weiteren Versuch einer Freundschaft zu wagen und fragte ihn, was er davon hielt.

Mehr oder weniger überraschender Weise antwortete er:

»Hey, ich habe nicht mehr das Bedürfnis nach einer Freundschaft und ehrlich gesagt auch keine Lust, das Ganze nochmals zu testen.«

War nicht ich diejenige, die es immer wieder probiert hatte und er derjenige, der es immer wieder versaute? Ach, ich vergaß: Er brauchte ja einen Schuldigen, weil sein Wesen keine Schuldgefühle aushält.

Er war sicherlich auch sauer, dass ich ihn so lange hatte zappeln lassen. Immerhin reagierte ich nicht auf seine Nachrichten. Mit diesem Hintergrundwissen antwortete ich ihm ohne dem Ganzen Glauben zu schenken, dass ich seine Entscheidung akzeptieren würde.

Es war nur eine Frage der Zeit, bis er mir wieder schrieb.

Nach vier Tagen war es dann soweit. Er schrieb: »Wo

wohnst du denn jetzt eigentlich? Ich würde mir deine Wohnung vielleicht mal ansehen.☺«

Wir trafen uns in meiner Wohnung. Wir erzählten uns den ganzen Abend, was wir die vergangenen Monate alles erlebten. Wir lachten viel gemeinsam, so wie früher. Ohne Annäherungsversuche oder seelische Attacken ging er dann um Mitternacht wieder nach Hause. Glücklich über den ersten Erfolg trafen wir uns am nächsten Tag gleich wieder.

Ich machte fortan die Erfahrung, dass er kaltblütiger wurde denn je. Ich verstand nicht, wo der Fehler lag. Immerhin gab ich ihm Aufmerksamkeit und Bestätigung. Was fehlte ihm denn noch?

Wenn er mich angriff, bemühte ich mich, die Verletzungen zu ignorieren und die Kontrolle über meine Gefühle zu wahren. Er aber schraubte daraufhin die Intensität der Angriffe soweit hoch, bis er in meinen Augen die erwünschte Wirkung sehen konnte - Schmerz. Versuchte ich auf manche seiner Aussagen nicht zu reagieren, um für mich das Gefühl zu haben, mich selbst zu kontrollieren, fielen Sätze wie: »Du hast ja gar nicht gelacht☹« oder »Hey, es interessiert dich ja gar nicht!☹« und schwuppdiwupp hatte er mich wieder im Griff.

Nicht kritisieren, sonst platzt die Bombe, dachte ich mir.

Er provozierte teilweise dermaßen, dass ich aus Ratlosigkeit dann die gleiche Schiene wie er fuhr und auf Seelenebene verletzte:

Er: »Wenn die Frauen erstmal merken wie cool ich eigentlich bin, können sie mir nicht mehr widerstehen. Ich bekomme alle Frauen, die ich möchte!«

Ich: »Ja. Und keine schaffst du zu halten!«

Er: »Hey, das war gemein.«
Ich: »Du brauchst mir nicht erzählen, was gemein ist.«
Oder:
Er: »Du warst echt die Frau, die ich geheiratet hätte.«
Ich: »Entschuldige, aber du warst für mich alles andere als zufriedenstellend.«
Mit vorwurfsvollem Ton antwortete er: »Schade. Es hätte aber auch mit uns funktionieren können.« Diese Aussage machte deutlich, dass er sich keinerlei Verantwortung für das Scheitern der Beziehung bewusst war.
Wenn es mir gelang, ihn zu verletzen, schoss er mindestens dreimal so stark zurück.
Alles was ich sagte, konnte und wurde gegen mich verwendet. Ich wollte mich eigentlich auf keinen Kampf mit ihm einlassen, aber es gelang mir nicht. Er zwang mich durch die zunehmende Intensität der seelischen Gewalt in eine Verteidigungsposition. Indem ich mich dann auf dem gleichen Schlachtfeld wie er befand, fühlte er sich bestätigt, weil er dort ja auch abhing. Er hatte dann einen Grund, mir nicht vertrauen zu dürfen[27]. Immerhin konnte er dann denken, ich sei nicht vertrauenswürdig, weil ich auf ihn „schoss". Dass ich dabei nur zurückschoss, registrierte er vermutlich nicht.
Wenn er dann wider Erwarten ganz nett war oder sich

---

[27] vgl. Grüttefien 2016, S. 53: „Er ist davon überzeugt, dass hinter jeder freundlichen Geste ein wohldurchdachtes Kalkül steckt. Der Narzisst hat aus dem Bedürfnis nach Selbstschutz heraus keine anderen Möglichkeiten als so zu denken. Aus Angst vor Enttäuschungen und seelischen Verletzungen muss er anderen misstrauen."

verletzt zeigte, hatte ich Gewissensbisse. Ich dachte dann, dass ich doch ein freies Individuum war mit Handlungsfreiheit und mein Verhalten selbst steuern könnte. So entstand in mir manchmal der Trugschluss, dass ich die böse war und nicht er. Es kam zur Opfer-Täter-Verdrehung. Was für ein Chaos!
Er wusste genau, an welchen Strippen er ziehen musste, um gewünschte Handlungen, Gefühlsregungen oder verbale Äußerung zu provozieren. In seiner Anwesenheit konnte ich vergessen, ich selbst zu sein! Manchmal realisierte ich es gleich im nächsten Augenblick oder erst nach den Treffen: *Oh Mist, wie hat er denn das nun wieder geschafft?*
Dann, als wir einmal zusammen Auto fuhren wippte er auf dem Beifahrersitz herum und freute sich: »Wuhuuu! Schön, wieder in deinem Auto zu sitzen - ich kann es nur immer wieder sagen: alles richtig gemacht, André!«
Mir war nach einer Vollbremsung zumute - ich hätte explodieren können!
Es gelang mir nicht, seinen Aussagen keine Bedeutung zu geben. Es war mir einfach nicht egal, was er zu mir sagte. Dann war ich wütend auf mich, weil ich mein Vorhaben nicht umsetzte, die Angriffe zu ignorieren.
Ich sagte nichts, aber spürte deutlich, dass es mir nicht einfach fiel, ihn in seiner Wirklichkeit leben zu lassen. Das hat ein Gefühl von Versagen in mir ausgelöst, welchem ich nicht nachgeben wollte. Aufgeben gehörte nicht zu meinen Stärken.
Nach dem zweiten Treffen war ich bereits fix und fertig und hatte nächtelang Schwierigkeiten einzuschlafen.
Um die Freundschaft wieder aufleben zu lassen hätten

wir beide an demselben Strang ziehen müssen.
Die letzte Hoffnung war für mich, irgendwie an sein Herz appellieren zu können und so schrieb ich ihm eine lange Nachricht, in der ich ihn behutsam auf sein unsensibles und manipulatives Verhalten aufmerksam machte, welches ich in einer Freundschaft nicht mehr dulden wollte. Ich nannte ihm in diesem Zusammenhang auch die Reaktion auf mein Freundschaftsangebot, welches er vorerst abgelehnt hatte, nur um mir wieder eins reinzudrücken.
Ich sagte ihm auch, dass ich von nun an wollte, dass wir ehrlich zueinander waren und störende Dinge beim Namen nannten. Diskutieren, damit jeder die Möglichkeit hatte, dem anderen seine Ansichten mitzuteilen und gemeinsam nach einer Lösung zu suchen, mit der es beiden gut ginge.
Seine Antwort war folgende:
»Du kannst vielleicht die Funktionsweise deiner Kaffeemaschine durchschauen aber niemals die Komplexität meines Wesens. Ich hatte zu der Zeit, als du mir die Nachricht geschrieben hast, viel Stress in der Uni und habe dir original so geantwortet, wie meine Gedanken waren. Du vermutest hinter jeder meiner Aussagen eine fehlerhafte, lachhafte Strategie und genau das waren auch die Gründe, weshalb ich keine Lust mehr auf eine Freundschaft mit dir hatte: Weil ich die Befürchtung hatte, dass ich dann wieder mit solchen Texten von dir bombardiert werde, weil du offensichtlich mit dem Ganzen noch nicht abgeschlossen hast. Dadurch bildest du unvernünftige Kausalzusammenhänge, die in deinen Fehlinterpretationen münden. Das zu ignorieren ist einfach nur hochmütig und arrogant.«
In der Politik wäre André sicherlich erfolgreich gewesen

- egal welche Fehler geschehen: Alles einfach mal so drehen und wenden, dass die anderen dafür verantwortlich sind.
Ich wusste um seine manipulative Ader, jedoch war der Text für mich vorerst zu gut, um einen gewissen Restzweifel und Schmerz zu erhalten.
Er schaffte es immer, schuldfrei aus allem heraus zu kommen. Keine Schuld bedeutet keine inneren Konflikte.
Moment mal! Nun verschwand der Nebel: Er war doch derjenige, der mich sonst ständig kontaktierte und um ein Treffen und die Freundschaft bettelte.
Hieß es nicht erst noch, dass er mich so gern geheiratete hätte? Dass er sich ständig widersprach, war mir nicht neu.
Ich gab ihn nicht auf. Nach dem Wiedererlangen neuer Energie, schrieb ich ihm ohne seinen Aussagen Glauben zu schenken zurück: »Ich habe keine Ahnung wie meine Kaffeemaschine funktioniert.☺ Und jetzt gib einfach zu, dass ich Recht habe, sonst können wir keine Freunde mehr sein.«
Zu meinem Erstaunen bat er um ein Gespräch. Ich klingelte bei ihm, er öffnete die Tür und flüchtete daraufhin sofort in sein Zimmer. Ich folgte ihm und als ich im Türrahmen stand, sah ich ihn mit einem Schmollmund auf dem Bett sitzen:
Ich: »Ich habe Recht mit meiner Nachricht, richtig? Wir müssen doch ehrlich zueinander sein, anders funktioniert keine Freundschaft! Hab dich nicht so, gib es zu!«
Er quetschte sich sein Kissen ins Gesicht und sagte verschämt:
»Nein, das kann ich nicht.«
»Warum denn nicht? Ich bin es doch nur. Wir haben

uns immer alles erzählt.«
»Weil ich doch immer recht haben muss.☹«
»Gib es zu, es wäre wichtig für mich.«
»Na gut. Ich war einfach auch sauer auf dich weil du mir auch so eine lange Zeit nicht zurück geschrieben hast.«
»Und jetzt gib noch zu, dass du mich manipulierst.«
»Ja, ok, zugegeben☹ Aber...«
Ich unterbrach ihn an dieser Stelle und sagte, dass das Geständnis so in Ordnung war. Ich tat das, weil ich wusste wie unangenehm ihm solche Gespräche waren. Er hatte sie immer gemieden. Ich hatte auch Angst davor, dass er sich gleich wieder von dem Geständnis entfernte. Er sagte: »Okay« und revidierte in keiner Weise sein Geständnis. Da war der alte, der gute André wieder.
In diesem Moment dachte ich, dass er vielleicht doch kein reiner Narzisst war, sondern nur narzisstische Züge besaß. Irgendwann war ich nämlich im Netz auf eine Aussage gestoßen, dass Narzissten nicht diskutieren würden, weil in Diskussionen Kritik enthalten sein könnte. Diesmal aber war es nicht so. Er bat um ein Gespräch und ich erhielt ein Geständnis, welches, auch wenn es hier unbedeutend scheinen mag, riesig für mich war. Es schaffte Hoffnung für eine Freundschaft. Ich war stolz auf ihn und lächelte ihn an. Er guckte verschämt weg, drehte dann wieder den Kopf zurück zu mir, hob die Augenbrauen und holte Luft. Ich reagierte sofort und hielt ihm schnell den Mund zu. Ich sah, dass er gleich wieder etwas sagen wollte. Er quetschte noch ein schnelles »Aber das mit der Kaffeemaschine war gut, das musst du zugeben!« heraus und ich musste schmunzeln und stimmte ihm zu. An jenem

Abend waren die alten Vertrautheitsgefühle wieder vorhanden.
Danach meldete er sich eine ganze Woche lang nicht. Das kannte ich so von ihm noch nicht und es machte mich traurig.
Am siebten Tag rief ich Elena an: »Ich habe Mist gebaut. Ich habe mich wieder mit André getroffen und nun liege ich in meinem Bett, fühle mich wie von einem Lastwagen überfahren und kann mich kaum bewegen. Weißt du, ich bin wirklich bereit, mich von ihm zu trennen, aber er lässt es nicht zu. Er hat es nie zugelassen. Weißt du noch, wie oft ich dich angerufen habe, als es dir schlecht ging? Es hört sich vielleicht verrückt an, aber ich konnte dich in diesen Momenten spüren. Ich bekomme mit, was mir nahestehende Menschen empfinden. Bei André spüre ich eine unbeschreiblich große Wut, die mich fesselt und nicht loslässt. Ich fühle ihn schon den ganzen Tag und weiß, dass er mir heute noch schreiben wird. So war das bisher immer und ich habe Angst vor diesem Moment, in dem seine Nachricht eintrifft, weil ich weiß, dass ich nicht widerstehen kann ihm zurückzuschreiben. Oh wie krass, hast du das Vibrieren mitbekommen? Er hat genau in diesem Moment geschrieben. Ich zittere am ganzen Körper. Lange halte ich das nicht mehr aus.«
Elena: »Mary, also erstmal: Ich halte dich nicht für verrückt. Du bist eine sehr intuitive Person und siehst und spürst die Dinge ganz klar. Versuch tief durchzuatmen. Es ist nichts weiter passiert, als dass du um eine Erfahrung reicher geworden bist. Ich habe es dir angesehen, dass du noch nicht frei von ihm bist. Ich belese mich schon tagelang über Narzissten und deren Opfer und habe hier ganz viele interessante Sachen herausgefunden,

die ich dir unbedingt mitteilen muss! Ich kann dir jetzt schon so viel sagen, dass deine aktuelle psychische Verfassung und die Verzweiflung normal sind, aber auch, dass es Hoffnung dafür gibt, dass du vollständig befreit wirst! Ich bin in drei Wochen wieder in Deutschland und dann kommst du gleich zu mir und wir holen dich da raus. Ich gebe dir jetzt die Nummer von dem Pastor aus meiner Gemeinde und dann vereinbarst du bis dahin einen Termin mit ihm. Du brauchst dringend Gebet.«

Ich rief den Pastor an und erhielt in zwei Tagen einen Termin.

Andrés Nachricht beinhaltete ein Bild von meinem Ohrring, den mir Amanda mal geschenkt hatte und der mir sehr wichtig war. Er fragte mich, ob wir uns treffen und ich bei der Gelegenheit meinen Ohrring abholen wollte. Ich stimmte zu und nutzte diese Gelegenheit um ihn das letzte Mal auf die Probe zu stellen. Als wir uns dann trafen hatte ich einen ganz anderen Mann vor mir. Ich spürte wieder Attacken und überlegte mir ein paar Tests, um zu überprüfen, ob er wirklich wieder die narzisstische Schiene fuhr:

Ich litt seit mehreren Jahren an meinem linken Knie unter enormen Schmerzen (die sich im Übrigen seit der Beziehung mit André stetig verschlimmerten). Manchmal konnte ich deswegen nur humpelnd gehen.

Ich sagte zu André: »Mich will bestimmt kein Mann mit meinem Krüppelknie.«

Er lief gerade in seinem Zimmer herum und entgegnete nichts. Ich war mir nicht ganz sicher, ob er es nicht hörte, weil der Fernseher zu laut war, oder ob er mich bewusst ignorierte. Ich wiederholte mich ein paar Minuten später noch einmal. Dann antwortete er: »Ich bin schon einmal nicht darauf eingegangen und werde es auch jetzt nicht tun.«

Ich überlegte mir einen weiteren Test. Da ich einige Monate lang für mein Examen lernte und mich die Sitzerei verrückt machte, ging ich jeden Morgen und jeden Abend eine Stunde lang mit einem meiner Ordner auf den Crosswalker (ein Fitness-Gerät, die es mit Haltevorrichtungen für Leser gibt) mit Bandagen um meinem Knie und büffelte dort weiter. Ich hatte damit den Höhepunkt meiner sportlichen Leistungsfähigkeit und meines äußeren Erscheinungsbildes erzielt. Ich war also dünner, als je zuvor.

Ich sagte: »André, ich glaube ich habe zugenommen☹«

Er antwortete: »Man kann ja auch wieder abnehmen.«

Er musste dabei grinsen. Zugegeben, ich auch. Zeitgleich schüttelte ich aber mit dem Kopf. Weil ich im Anschluss vor hatte, im Fitnessstudio trainieren zu gehen, hatte ich in meiner Handtasche unter anderem einen BH zum Wechseln dabei. Er zog ihn hinaus und betrachtete ihn. Dann tastete er ihn ab und sagte »Was ist das?«. Ich entgegnete ihm: »Ein Push-up BH. Das ist ein gepolsterter BH der mehr Oberweite simuliert. Kennst du das wirklich nicht?« Er antwortete: »Nein, Dana brauchte so etwas nicht.« Er fuhr die gleiche Schiene wie bisher. Traurig ging ich nach Hause. Allmählich dämmerte es mir: Weitere Versuche waren sinnlos.

Nur als Vergleich: Wenn ich mich total entkräftet nach dem Kontakt mit André mit Kalle traf, baute er mich wieder auf, so, wie es ein Freund tut, der es gut mit einem meint. Ich saß traurig auf dem Balkon und sagte, dass ich mich durch André minderwertig fühle.

Er antwortete: »Mary, lass dir das nicht einreden. Schau dich mal an, du bist ein Engel, wirklich! Du hast ihn gar nicht nötig und ich hoffe, dass du dich bald von ihm lösen kannst. Lange kann ich es nicht mehr mit ansehen, wie er dir deine Flügel bricht.«
Ich spuckte vom Balkon und stellte fest:
»Die Spucke hat gerade wirklich lange gebraucht, um auf der Erde anzukommen. Mitbekommen?«
Kalle antwortete:
»Siehst du, selbst Engelsspucke kann fliegen!«
Noch am selben Abend fragte mich André per Facebook-Nachricht, ob wir gemeinsam einen Film schauen wollten. Wütend darüber, dass die Situation war, wie sie war, schrieb ich Folgendes zurück:
»Ich möchte mich nicht mehr mit dir treffen. Du kannst diese manipulativen Spielchen einfach nicht lassen. Du bist kaltherzig und willst, dass ich mich schlecht fühle. Das ist wirklich asozial. Darauf habe ich einfach keine Lust mehr.«
Er antwortete:
»Kaltherzig bin ich nicht. Allein diese Aussage zeigt, wie wenig du mich kennst. Ich könnte dir da etliche Beispiele aus meinem Privatleben nennen, mach ich aber nicht, weil ich mich vor dir nicht rechtfertigen muss. Denk aber mal an die Situation als du mir geschrieben hast, dass du schwanger bist von Adrian. Ich glaube nicht, dass ich so reagiert hätte, wenn ich so ticken würde, wie du sagst. Ich weiß sogar noch, dass ich ziemlich Panik hatte, weil ich Angst um dich und um deine Zukunft hatte. Menschen, die mir wichtig sind und dazu gehören bei mir nicht viele, werden so behandelt. Ich glaube dein Problem ist, dass du nicht ganz verstehen kannst, was falsch gelaufen ist. Ich

habe mich einfach nie so sehr in dich verliebt wie in Dana und deshalb auch nicht so behandelt wie sie. Es gab Punkte in der Beziehung, die für mich einfach totale No-Go´s waren, über die ich aber auch hinweggesehen habe, was ein Fehler war. Ich nenne dir jetzt keine Beispiele, weil ich dich nicht weiter verletzen will, aber dass mich das mit der Schlägerei absolut gestört hat, weißt du ja schon. Daraus resultierte dann auch mein Verhalten, was in deinen Augen asozial war, das kann ich auch verstehen. Ich habe mich da wirklich nicht ganz fair benommen, das sehe ich auch absolut ein und es tut mir wirklich leid.«

Dieser Text war schon wieder zu gut.

Es gab wenige Situationen, in denen er um mein Wohlergehen bemüht war. Um genau zu sein waren es nur zwei. Sie reichten aber dafür aus, mich der Diagnose des Therapeuten zu verunsichern, weil André in jenen Situationen über die Sorge um einen anderen Menschen bestrebt war (um mich) und damit dem Krankheitsbild zuwider agierte. Die eine Situation begab sich zu der Zeit, als es mir nicht so gut ging und ich weinte. Da saß er neben mir und sagte »Hey, komm mal her!« und wollte mich in den Arm nehmen. Hierbei wirkte er ausgesprochen sensibel und mitfühlend.

Die für mich aber deutlichere Situation von den beiden war die Reaktion auf meine Schwangerschaftsverkündung, mit der ich ihn während der Freundschaft veräppelte. Und genau die sprach er an. Als hätte er es gewusst!

Und mit der Aussage, dass ich nicht genau wüsste, was schief gelaufen war, behielt er auch nicht ganz Unrecht. Die Frage, weshalb die Beziehung nach so einer erfolgreichen Freundschaft so dermaßen scheitern

konnte, war die dominanteste in meinen Gedanken. Verflixt!
Beim Lesen dieser Nachricht saß ich regungslos da und fühlte mich wie gelähmt. Es war so, als lägen meine Handgelenke und Füße in schweren Ketten, die mich herunter zogen.
Es war kurze Zeit so, dass meine Erinnerungen durch seine Nachricht verblassten, mich gar betrogen, weil ich ihm glaubte, dass er derjenige war, der die Beziehung nicht mehr wollte.
Es gelang ihm, mit Hilfe überzeugend klingender Unwahrheiten, die Tatsachen in meinem Kopf zu verdrehen. Es dauerte, bis ich alles in meinem Kopf einigermaßen zurechtrücken konnte. Langsam löste ich mich aus der Schockstarre, in der ich mich befand.
Denn es fiel es mir wieder ein: Ich hatte doch jedes Mal mit ihm Schluss gemacht! Ich war diejenige, die die Beziehung nicht mehr wollte!
Es hätte zwar das ein oder andere Beispiel aus der Vergangenheit gegeben, um seine Kaltherzigkeit beweisen zu können, aber ich unterließ es. Ich hatte zu viel Respekt vor bombastisch überzeugendem Verdrehen von Tatsachen, die mich erneut in schwere Ketten hätte legen können. Hätte ich ihm das Beispiel mit dem Einschalten des Lichts beim Sex und dem anschließenden Gelächter genannt, dann hätte er mich sicherlich aufgrund des Ausmaßes der Perversität meiner Vorstellungskraft selbst für mein Erleben in dieser Situation verantwortlich gemacht.
Es hätte nur zu weiteren Zweifeln an mir, meinen Erinnerungen und meinem Erleben geführt. Ich wollte keine Diskussionen mehr führen. Das hatte ich nicht zum Ziel. Mein Ziel war eine Freundschaft, die es aber

nun aufzugeben galt. Ich antwortete nicht mehr.
Nein, eine Freundschaft war nicht mehr möglich.
Nach dem etwas mehr als einwöchigen Experiment hatte ich es nun endlich verstanden: Ich hielt an einer Illusion fest – den André, den ich vermisste, gab es nicht mehr. Hatte es ihn überhaupt jemals gegeben?
Nun stand die Verabredung mit dem Pastor an. Immer noch fühlte ich mich durch den Kontakt mit André geschwächt, als er zur Tür hereinkam. Es freute mich, dass er da war. Ich erzählte ihm die Geschichte soweit es mir kräftemäßig möglich war und er bot mir an, mit mir gemeinsam über ein Gebet die Verbindungen zu diesem Menschen zu trennen. Wir setzten uns gegenüber, jeder auf einen Stuhl und gaben uns die Hände. Ich war sehr aufgeregt, weil ich es ernst meinte. Zitternd saß ich da und schloss die Augen. Er forderte mich auf, ihm nachzusprechen: »Im Namen Jesus Christus trenne ich mich jetzt vor der sichtbaren und vor der unsichtbaren Welt…« Bis zu diesem Part war bis auf meinen schnellen Herzschlag noch alles okay bei mir, ich sprach ihm nach und er fuhr fort:
»…von allen positiven als auch negativen Verbindungen zu André!«
Bei der Vorbereitung dieser Sätze in meinem Kopf überschwemmte mich ein großer Seelenschmerz und ich fühlte mich beklemmt. Ich holte Luft um ihm nach zu sprechen aber bekam kein Wort heraus. Ich atmete noch einmal aus, nahm meine ganze Kraft zusammen, denn ich wollte unbedingt frei sein und schrie, denn anders hätte ich es nicht geschafft diese Sätze über meine Lippen zu bekommen: »von allen positiven als auch negativen Verbindungen zu André!!!« Im Anschluss fühlte ich mich sehr leicht, ähnlich wie eine Feder und

sagte:
»Ich fühle mich in diesem Moment so frei wie noch nie.« Als ich diesen Satz zu Ende gesprochen hatte, vibrierte mein Handy. Es war eine Nachricht von André. Daraufhin sagte der Pastor: »Du kämpfst nicht gegen einen Menschen aus Fleisch und Blut, sondern gegen die bösen Mächte der Finsternis. Gott handelt unter anderem durch Menschen auf dieser Erde und genauso tut es der Satan auch.«
Als der Pastor weg war, öffnete ich die Nachricht. Er sendete mir, völlig zusammenhangslos und kommentarlos ein Bild von dem letzten Weihnachtsgeschenk, das ich ihm gemacht hatte. Daneben war eine halbleere Flasche Wein zu sehen. Es ging ihm offenbar so schlecht, dass er sich betrinken musste.
Ich schrieb ihm nicht zurück und es fiel mir sehr viel einfacher als bisher.
In den folgenden Tagen schöpfte ich neue Energie.

Das letzte Treffen

Es war Ende Oktober. Ich hatte zwei Wochen nichts mehr von André gehört. Ich entwickelte neue Kraft und das Bedürfnis, ihm ein erstes und letztes Mal meine bisher unterdrückte Meinung zu sagen, bevor ich mich vollständig aus dem Feld voller Minen entfernte. Ich wollte, dass er mich endlich in Ruhe ließ und ich mich nicht irgendwann wieder mit dem Gedanken herumquälen musste, dass bald wieder eine Nachricht von ihm kommen könnte. Ich hatte keine Angst mehr vor Liebesverlust, denn was nicht existierte, konnte ich auch nicht verlieren. Ich wusste bereits, dass Elena meine Geschichte aufschrieb und diese mit einem Abschlussgespräch enden lassen wollte, aus dem ich als Siegerin hervorgehe (wir haben nämlich beide eine Abneigung gegen Geschichten, in denen das „Böse" siegt). Elena schrieb alles so gewissenhaft und realitätstreu auf und daher wollte ich mir kein Abschlussgespräch ausdenken. Seine Reaktionen waren sowieso unvorhersehbar (weil Narzissten nicht wie normale Menschen ticken) und für seine gewandten und kaltherzigen Antworten reichte meine Kreativität nicht aus. Damit hatte ich eine gute Rechtfertigung für mich selbst um nochmals den Kontakt mit ihm aufzunehmen. Ich nutzte die nächste Gelegenheit und ergriff sie, als er mir zwei Wochen nach dem Gebet mit dem Pastor mitten in der Nacht erneut schrieb:
Er: »Lust in Bamburg feiern zu gehen? Stell dich nicht so an, wir hatten immer Spaß!☺«
Da ich mein Handy über Nacht meist ausschaltete, las ich die Nachricht erst am nächsten Morgen und antwortete dann: »Ja das stimmt, da kannte ich dich aber

noch nicht so, wie ich es heute tue.«
Er: »Es gibt Neuigkeiten, aber ich weiß nicht, ob sie dir so gut gefallen werden… es heißt nämlich bald bye bye Würzbachcity.☺«
Sein Studium war zu Ende und ich ahnte bereits, dass er wegziehen würde. Objektiv betrachtet war sein Umzug das Beste für mich, was in unserer Situation eintreten konnte. Trotzdem schoss beim Anblick dieser Nachricht ein solcher Blitz, von dem ich bereits erzählte, durch meinen Körper, der jede einzelne Zelle in Trauer versetzte und schwächte.
Ich: »Und wohin geht's?«
Er: »Informationen gibt es nur, wenn wir uns sehen☺«
Ich: »Ok, komm du vorbei.«
Er: »Okay, lass mich aber noch kurz etwas essen.«
Ich: »Okay«
Er: »Kommando zurück, ich muss erst noch in einer halben Stunde mit meinem Kumpel einkaufen gehen, lass nachher nochmal schreiben.«
13 Stunden lang ließ er nichts mehr von sich hören.
Er wusste, dass ich auf eine Antwort wartete und zog beabsichtigt diese Kontrolle so lange wie möglich in die Länge. (Unterschwellige Botschaft: Du stehst soweit an letzter Stelle, dass ich dich sogar vergesse.)
Mitten in der Nacht erhielt ich eine Nachricht, in der er mich fragte, ob ich noch wach sei.
Ich las sie erst am nächsten Morgen und ehe ich zurückschreiben konnte, bekam ich die nächste Nachricht, als er sah, dass ich online war:
Er: »Wieder wach?☺«
Ich: »Sei heute Abend um 19:00 Uhr bei mir, wenn das wieder nicht klappt, brauchst du dich nicht mehr bei mir zu melden.«

Er: »Da ist aber jemand sauer!☺«
Das stimmte, ich hätte platzen können.
Nach dem nervenaufreibenden Hin und Her, war er nun endlich bei mir und klingelte an meiner Tür. Ich betete zu Gott: »Bitte verzeih mir, dass ich mich noch einmal mit ihm treffe. Vergib mir, aber nach all dem, was ich durchmachen musste, muss ich ihm wenigstens ein einziges Mal standhaft meine Meinung sagen und das Ende dieser Geschichte bestimmen dürfen. Bitte hilf mir, die Kontrolle über mich zu behalten. Bitte sei bei mir.«
Da Elena des Öfteren mir gegenüber äußerte, dass sie André nur schüchtern erlebte und gern mal Mäuschen bei einem Treffen von ihm und mir gespielt hätte, schaltete ich mein Handy auf Aufnahme, um das ganze Gespräch aufzuzeichnen und legte es in meine Handtasche.
Ich öffnete die Tür und begrüßte ihn mit einem: »Du bist anstrengend!« und wies ihn auf einen Stuhl an meinem Wohnzimmertisch.
Er setzte sich hin und sagte: »Nein, bin ich nicht.«
Seine zweite Reaktion war: »Sind hier Kameras?«
Ich weiß nicht, wie er das herausfand. Vielleicht an meinem veränderten – sicheren – Auftreten.
Ich stand noch, um uns einen Kaffee zu machen und antwortete: »Nein.«
Er ging nicht weiter darauf ein und wechselte das Thema: »Ich höre momentan das Rauchen auf und gerade hätte ich richtig Bock auf eine Zigarette!«
Ich: »Ich habe das Buch „Endlich Nichtraucher" gelesen, was mir echt geholfen hat. Vielleicht wäre das auch eine Idee für dich. Der Autor macht auf die irreführenden Gefühlsinterpretationen aufmerksam, unter denen

Raucher leiden. Sie glauben nämlich, dass die Zigaretten das Stressgefühl lindern würden, dabei heben sie es an. Das wird allerdings nicht wahrgenommen, weil ein Teil des Stresses nach dem Zigarettenrauchen tatsächlich abfällt, lediglich aber nur der, den die vorherige Zigarette überhaupt erst auslöste. In Erinnerung bleibt dem Hirn nur der positive Effekt, nämlich der, dass über die Zigarette Stress gelindert wurde – woher er ursprünglich rührte, ist dem Hirn in dem Moment egal. Die Zigarette bleibt als positiv abgespeichert. Deswegen schwirrt Ex-Rauchern auch nach jahrelangem Nicht-Rauchen bei Stress die Zigarette im Kopf herum. Nach dem Entzug ist der Raucher ohne Zigaretten ruhiger. Man bräuchte Zigaretten also eigentlich gar nicht, es ginge einem besser ohne sie. Eigentlich ist das ähnlich wie mit dir.«
»Naja, also ich brauche die Zigaretten nur so ab und an«, winkte André ab.
Er tat so, als hätte er meinen letzten Satz überhört. Ich konnte seine Angriffslust spüren, ging aber nicht darauf ein – die erste Systemirritation, die man ihm ansehen konnte.
Ich setzte mich ihm gegenüber.
»Angenommen es stimmt, dass ich dein Verhalten regelmäßig aufgrund meiner noch vorhandenen Emotionen zu dir falsch deutete, wäre dann deine Reaktion auf meine letzte Nachricht, in der ich versuchte an dein Herz zu appellieren, nicht furchtbar herzlos und verletzend gewesen?«
»Moment, du musst unterscheiden«, erwiderte er. »Es hat sich vielleicht für dich verletzend angefühlt, aber es war nicht verletzend gemeint. Ich wollte dir nur meine Meinung dazu sagen und wenn dich das verletzt

hat, dann tut es mir leid. Wieso denkst du denn so schlecht von mir? Bitte lass uns wieder Freunde sein, komm mal her und lass dich in den Arm nehmen!«
Er stand auf und wollte mich umarmen. Ich wich zurück:
»Nein, du bist mir einfach eine Nummer zu kalt.«
Er stand noch vor mir und legte seine Hand an meine Wange:
»Nein, fühl mal, ich bin doch ganz warm.«
Daraufhin wollte er mich erneut umarmen. Ich stand auf und drückte ihn vorsichtig von mir weg.
»Lass das, ich will dir nicht wehtun müssen!«
Wir setzten uns beide wieder hin.
Er: »Ich weiß nicht, was mit dir passiert ist. Wieso denkst du denn so krass schlecht von mir?«
Daraufhin wirkte er sehr traurig und in mir kam sofort Mitleid auf. Es kostete mich viel Kraft und Überwindung, regungslos sitzen zu bleiben. Aber ich schaffte es. Es brachte mich jedoch soweit aus dem Konzept, dass mir einfach keine Antwort einfiel. Erst nach dem Gespräch fiel mir ein, dass seine letzte Aussage darauf hindeutete, dass er gar kein Bewusstsein dafür hatte, für was er sich jemals bei mir entschuldigte. Im Nachhinein ist man eben immer schlauer.
Als er merkte, dass sein Verhalten nicht fruchtete und ich standhaft blieb, konnte ich Wut in seinen Augen sehen. Er sagte dezent aggressiv:
»Denk nicht so schlecht von mir. Was ist denn nur mit dir passiert?«
Nun sagte er das schon wieder. Den traurigen Gesichtsausdruck von eben hatte ich noch nicht verarbeitet. Ich wurde unruhig, weil mir keine Antwort einfiel. Angst kam in mir auf, gleich die Kontrolle verlieren zu

können. Für diesen Fall hatte ich einen Zettel mit Notizen angefertigt, der mir als Gedankenstütze dienen sollte, wenn André mein Denken ausschalten würde. Er befand sich in meiner Handtasche, die drei Meter von dem Küchentisch weg stand. Ich sagte »Moment kurz!« und stand auf, um kurz einen Blick auf den Spickzettel zu werfen. Als André mich über der Tasche gebückt betrachtete, fragte er:
»Willst du mich jetzt umbringen?«
Ich verneinte seine Frage. Wäre er vielleicht selbst in der Lage dazu, einen Menschen zu töten oder wie kommt man auf so einen Gedanken?
Dank dem Blick auf den Zettel hatte ich nun wieder den roten Faden gefunden:
»Du wirst nicht lange traurig sein. Sobald du meine Wohnung verlässt, wird dich dein Gehirn in die Position des Unschuldigen verfrachten.«
Dann grinste er: »Nettes Gehirn oder? Komm schon, das musst du zugeben.«
Zum ersten Mal war mir nicht zum Lachen, wenn er lustige Antworten gab. Unter dem Druck, möglichst schnell zu antworten, um die Kontrolle über das Gespräch zu behalten und mich nicht von ihm beirren zu lassen, entgegnete ich schnell: »Das ist genauso wenig witzig wie die Tatsache, dass du dich daran erfreust, wenn es mir schlecht geht.«
Er: »Quatsch, ich bin doch nicht krank.«
»Doch, und zwar hochgradig und ich empfehle dir dringend, dich schnellstmöglich in eine Therapie zu begeben.«
Ups, dieser Part gehörte nicht zu meinem Plan. Zum Glück verriet ich ihm nicht das genaue Krankheitsbild, welches mir im Kopf herumschwirrte, sonst hätte er es

wahrscheinlich gegoogelt und mir alles irgendwie widerlegt.
Er: »Yo, du bist einer der wenigen Menschen, die ich wirklich mag. Wenn du das aber ernst meinst, muss ich dir leider sagen, dass du mit all deinen Psychoanalysen falsch liegst. Soweit ich mich erinnern kann, hast du eine Ausbildung zur Physiotherapeutin gemacht und nicht zur Psychotherapeutin. Wenn du dich in solche absurden Erklärungen stürzt, verdeutlicht das einfach nur, dass du mit der ganzen Geschichte einfach noch nicht abgeschlossen hast.«
Ich richtete mich auf:
»Ich bin traurig darüber, meinen besten Freund verloren zu haben. Ich bin wütend, weil keine Freundschaft mehr funktioniert und nicht, weil ich nicht mit der Beziehung abschließen könnte, sondern weil du dich eiskalt mir gegenüber verhältst. Das stellt für mich keine Basis für eine Freundschaft dar. Ob krank oder nicht krank, du behandelst mich schlecht und für unsere Zukunft ist es entscheidend, wie ich dich erlebe.
Außerdem bist du derjenige, der mir ständig schreibt: Am Morgen, in der Nacht. Du willst deine Gefühle in mich hineinprojizieren. Ich möchte nicht noch einmal hören, dass ich diejenige bin, die nicht abschließen kann und deshalb die Probleme existieren, sonst fliegst du hier raus!«
»Und jetzt überleg mal. Angenommen es wäre so wie du behauptest, dass ich mit der Beziehung nicht abschließen könnte: wäre es dann nicht absolut unfair, mir die Schlägerei-Geschichte erneut an den Kopf zu knallen, deren Entstehungsursache ich dir ausführlich unter Tränen versucht hatte näherzubringen? Du hast dich sogar damals mit den Worten „Ach Mensch, hättest du

mir das damals so erzählt, hätte ich das auch ganz anders aufgefasst“ entschuldigt – wie kannst du es mir dann erneut vorhalten?«
»Ja okay, das war vielleicht jetzt nicht ganz fair von mir. Gewisse Dinge sehe ich ja ein und mit manchem magst du ja Recht haben.«
»Diese Geständnisse, sogar genau in diesem Wortlaut, habe ich schon zu oft von dir gehört und sie ziehen bei mir nicht mehr. Ich sehe jetzt ein, du verstehst einfach nichts von dem, was ich dir sage – egal anhand wie vieler Beispiele ich es dir erkläre: Du verstehst es einfach **nicht**!«
»Wäre ganz schön bitter, wenn dir das ein Mathelehrer an den Kopf knallen würde, oder? Komm schon, das musst du zugeben.☺«
Ich schaute ihn an, klopfte zwei Mal mit der Handfläche auf mein Herz und sagte kopfschüttelnd:
»Keine Chance, es kommt nicht mehr hier an.«
»Was ist denn nur mit dir passiert? Ich erkenne dich gar nicht wieder«
Ich ließ mich nicht vom Kurs abbringen. Ich rechtfertigte mich nicht vor ihm. Zum ersten Mal gelang es mir, seine Aussagen mit der notwendigen Distanz zu betrachten.
Als ich nicht reagierte, sagte er:
»Und wieso kann ich eigentlich keine Gedanken mehr lesen?«
Ich reagierte nicht darauf. Stattdessen sagte ich:
»Ich habe jegliches Vertrauen und Hoffnung in dich verloren. Du hast sogar zugegeben, dass du mich manipulierst und veränderst nichts daran.«
»So etwas kann ich gar nicht zugegeben haben, weil ich so etwas einfach nicht tue.«

Ich traute meinen Ohren nicht. Ratlos saß ich da und sagte nichts. Dann aber wollte ich ihn einfach nur noch raus aus meiner Wohnung haben:
»Es reicht. Ich möchte, dass du jetzt gehst. Ich möchte, dass du mir nie wieder schreibst, hörst du? Du kannst dir jede Form von Racheaktion sparen, ich werde keine Nachrichten mehr von dir öffnen! Ich habe mich für ein Leben ohne dich entschieden.«
Er zog die Augenbrauen zusammen und schüttelte überzeugt mit dem Kopf:
»Nein, das glaube ich dir nicht. Nein, das ist nicht so!«
»Doch und ich möchte, dass du jetzt gehst!«
»Ist ja okay, aber es ist wirklich schade. Ich hätte gedacht, wir machen uns heute einen schönen Abend und erzählen uns, was wir in der letzten Zeit so erlebt haben. Hättest du mich an dem einen Abend bei mir nicht geküsst, wären wir jetzt noch beste Freunde.«
Er wollte mir mit dieser Aussage noch einmal zum Schluss schöne Schuldgefühle hinterlassen. Das ließ ich nicht zu und sagte bestimmt:
»Es reicht! Du wolltest mich von Anfang an als deine feste Freundin haben, das haben mir deine Kumpels erzählt. Du hast mich die ganze Zeit über dahingehend manipuliert und jetzt hör auf, immer die komplette Schuld auf mich abzuwälzen! Du hast mich über die Nutzung des Wettkampfcharakters mit der Aussage „Du kannst bestimmt nicht besser als ich küssen“ dahingehend gelenkt!«
Das war das erste Mal, dass er mir keine Antwort zu geben wusste.
Er stand auf, ging langsam zur Tür und sagte traurig:
»Mach´s gut.«
Diese Tonlage weckte Traurigkeit in mir und auch

noch lange Zeit danach, wenn ich mich daran zurück erinnerte.
»Du auch.«, entgegnete ich nur. Das war's.
Auffällig war, dass sich André im direkten persönlichen Gespräch immer zurückhaltender verhielt als auf Plattformen wie Facebook oder WhatsApp.
Die „verschiedenen" Andrés, die unvorhersehbaren Wechsel zwischen sicher und unsicher, nett und aggressiv waren charakteristisch für unsere letzten Begegnungen. Er veränderte in diesem Gespräch von der einen Sekunde auf die andere seinen Gesichtsausdruck und seine Stimmungslage. Als suchte er eine passende Gefühlsebene, auf der er mich erreichen konnte. Ohne mich mitreißen zu lassen, beobachtete ich ihn dabei, wie er traurig wurde, einige Male log, dann wütend wurde, verzweifelt, freundlich und genervt war. Ich hingegen konzentrierte mich dahingehend, mich durch keine seiner Maschen um den Finger wickeln zu lassen. Als gäbe es plötzliche eine imaginäre Mauer zwischen uns, gelang mir das auch. Sonst hatte ich nach jedem Treffen in der Retroperspektive feststellen müssen, dass ich mich in seiner Anwesenheit verloren hatte. Diesmal war es anders. Ich ging zum ersten Mal als Siegerin aus dem Gespräch.

Game over

Ich begriff endlich, an einem Wunschgedanken festgehalten zu haben. Ich nahm schon viel zu viel auf mich, um der Illusion des Aufblühens der alten Freundschaft nachzugehen.
Ich setzte diesem Projekt ein Ende. Ein Projekt, für das ich A nicht qualifiziert genug war und B, welches meine Kräfte und Möglichkeiten überstieg.
Eine gesunde Einschätzung darüber, was man im Stande ist zu leisten war wichtig und fehlte mir bisher. Es erforderte knallharte Akzeptanz, die ich nun erstmals aufbringen konnte. Diese Ehrlichkeit mir gegenüber war von großer Bedeutung, um die schmerzliche Realisierung, dass eine Freundschaft nicht mehr möglich war, nicht weiter unnötig hinauszuzögern. Keine weitere wertvolle Lebenszeit und Energie wollte ich auf dem falschen Weg verbringen.
Ich verstand, dass diese Baustelle zu gefährlich für mich war, um sie zu betreten.
Manchmal dauert es sehr lange bis man jemanden wirklich kennen lernt. Eine schmerzliche Erkenntnis wie im Fall André kann sehr hart sein. Ich glaube sogar, dass der Schmerz über den Verlust durch den Tod einer sehr emotional verbundenen Person, mit dem Schmerz, den Glauben und die Hoffnung in eine geliebte Person zu verlieren, gleichgestellt werden kann.
Ich fuhr im Anschluss an das Gespräch direkt zu Elena, die nun endlich wieder zurück in Deutschland war, um ihr von den Neuigkeiten zu erzählen. Sie ließ mich zuerst berichten und führte mich im Anschluss in ihr Zimmer, durch das man vor lauter Papierstapeln kaum gehen konnte. Überall lagen offene Bücher und

Papierhäufchen an Notizen. Ich setzte mich auf ihren Schreibtischstuhl und sie saß im Schneidersitz auf ihrem Fußboden und begann mir vorzulesen und eine Waffenrüstung zu verpassen.
Alles, was ich durch ihre Recherchen über das Krankheitsbild Narzissmus erfuhr, traf auf André zu und führte zu unzähligen Aha-Erlebnissen.[28]
Ich saß teilweise kopfschüttelnd da, vor Verblüffung darüber, was ich hörte. Es war, als wäre André der Bilderbuchnarzisst, der zum Leben erwachte.
Besonders groß war mein Erstaunen, wenn Elena Beispielantworten von Narzissten vorlas, die sie in Diskussionen geben, denn ich hatte sie bereits eins zu eins so aus Andrés Munde zu hören bekommen.
Unzählige neue Brücken bildeten sich in meinen Gedanken. Rätsel wurden gelöst, Lügen wurden aufgedeckt und die Ketten der Täuschung wurden gesprengt. Bilder, die vorher in meinem Unterbewusstsein in der Schublade mit einem dicken Fragezeichen verdrängt waren, traten deutlich hervor.
Es war ein bisschen so, als würden innerhalb einer Minute zwei ganze Aufgabenblätter voll kniffliger Textaufgaben aus dem Mathematikunterricht gelöst, welche man seit Ewigkeiten in einer Schublade im Schreibtisch verstaute und dessen Inhalt man sich gar nicht mehr bewusst war – nun aber traten alle Fragen, (die man sich auch beim Lesen der verschiedenen Absätze stellte), zurück ins Gedächtnis und wurden beantwortet. Bilder traten auf, mit Emotionen behaftet.
Es war wie eine Trauma-Wiederholung oder Trauma-

---

[28] Siehe Kapitel „Hinter den Kulissen Teil zwei“

Bewusstwerdung, die mich an manchen Stellen überforderte.

Anmerkung der Autorin:
Ich habe Mary – und noch überhaupt keinen Menschen zuvor so sehr weinen sehen. Weil es sie so mitnahm, legten wir ein paar Tage Pause zwischen dem Aufdecken der Geschichte ein.

Aber es war wichtig, die verborgenen Gefühle wie Wut, Schmerz und Trauer wahrzunehmen, denn nach dieser umfangreichen Auseinandersetzung verblassten sie. So konnte ich die Geschichte verabschieden und es kehrte wieder Ruhe und Frieden zurück in meine Seele.

Anmerkung der Autorin:
Trotz sorgfältigster Reflektion bin ich mir sicher, nicht alles aufgedeckt zu haben, weil André oftmals so verdeckt Einfluss auf Marys Denken und Handeln nahm, dass ihr gar nicht bewusst war, wo noch Aufdeckungsbedarf bestand. Durch die Forschung aber kamen wir an einen Punkt, an dem wir genug entschlüsselt hatten und sie nicht mehr zu hundert Prozent alles verstehen musste, um der Geschichte ein Ende setzen zu können.

Ich hatte keine Lust mehr, das Opfer zu sein und entwickelte eine Wiederherstellungsenergie. Es war an der Zeit, die Aufmerksamkeit von ihm weg auf mich und meinen Weg nach vorn zu lenken. Ich wollte Ruhe von jeglichen Kämpfen, in denen ich nur verlieren und nichts zurück gewinnen konnte.
André schrieb mir nach drei Monaten erneut und ich

löschte wie angekündigt seine Nachricht, ohne sie vorher geöffnet zu haben. Daraufhin änderte ich meine Handynummer erneut und beschloss, ihm diese niemals zu geben. Kurz vor Aktivierung der neuen Nummer schrieb ich ihm eine letzte Nachricht, in der ich mich für eventuell zugefügte seelische Verletzungen entschuldigte und ihm alles erdenklich Gute für die Zukunft wünschte. Ich tat dies, um für mich das Gefühl zu haben, alles mir mögliche für seine Seele getan zu haben und mit einem reinen Gewissen gehen zu können. Dass ich ihm geistige Genesung wünschte, sparte ich in der Nachricht aus.

Hinter den Kulissen Teil zwei

Narzissten können keine Verbindung zu den Gefühlen anderer Menschen aufbauen. Aus diesem Grund denken sie, dass ihre Mitmenschen die Gefühle spielen.[29] Ich erinnere mich an einige Situationen, in denen er mich als Schauspielerin bezeichnete. Es machte ihn misstrauisch, mich fühlend zu sehen. Es beschämte ihn und erinnerte ihn daran, dass ihm etwas Elementares fehlte. Versuche, doch Fühlen zu wollen, strengten ihn sehr an und erschöpften ihn schließlich. In solchen Situationen brachte er dann gar kein Mitgefühl mehr auf. Sah er mich angemessen und stimmig fühlend, bezeichnete er mich der Heuchelei oder machte sich lustig über mich (als er mich bei dem mitreißenden Film, den wir zusammen ansahen, nachäffte) oder bezichtigte mein Fühlen als eine Schwäche und wertete meine Verletzbarkeit ab (und versetzte mich in den Glauben, ich würde nicht richtig ticken).
Narzissten können nicht vertrauen.[30] (Wie soll mich jemand lieben können, wenn es meine Eltern nicht taten?) Je mehr Liebe ich ihm gab, desto misstrauischer wurde er und desto kaltblütiger handelte er.[31] Er wollte sehen, wie weit er gehen konnte, also wie sehr ich ihn

---

[29] vgl. Grundmann 05.05.2016 um 11:00 Uhr, http://beziehung-in-balance.de/

[30] vgl. Telfener 2009, S. 53.

[31] vgl. Hirigoyen 2002, S. 188: „[…] denn je großmütiger man sich einem Perversen gegenüber zeigt, um so mehr verunsichert man ihn. Indem man sich bemüht, wohlwollend zu erscheinen, zeigt man ihm nur, in welchem Ausmaße man ihm überlegen ist, was natürlich seine Gewaltbereitschaft nur neu belebt."

liebte. Dazu stellte er mich über Verletzungen auf die Probe.

Weil das Gefühl, ungeliebt zu sein, tief in ihm verankert war, fühlte er sich wahrscheinlich bereits an dem Abend ziemlich am Anfang der Beziehung, an dem ich in meinem Zimmer zum Lernen blieb, nicht mehr ausreichend von mir geliebt, was bei ihm den Griff zum Handy auslöste, um Dana zu schreiben.

Narzissten haben ein sehr feines Gespür dafür, wann sie ihre Beute in der Hand haben. Sie haben aber auch ein absolut prima Gespür dafür, wann es ihnen zu entwischen droht:

Sobald ich mich verschloss, ging er wieder sehr auf mich ein. War ich dann wieder nah genug an ihm dran, versetzte er mir wieder den nächsten Stich ins Herz. Das steckte hinter dem verwirrenden Wechsel von nett und böse.

Er saugte mich aus wie ein Vampir und ließ meinen Organismus gerade lebendig genug um wieder neues Blut bilden zu können. Da ein Narzisst sich aus der Gefühls- bzw. Lebensenergie anderer ernährt, sind für ihn leistungsorientierte, temperamentvolle Powermenschen[32] attraktiv, da es bei diesen besonders viel zu holen gibt.

Der Narzisst muss sich in dem anderen widerspiegeln.[33]

---

[32] vgl. Hirigoyen 2002, S. 161: „[…] wählen sie ihre Opfer zumeist unter Personen voller Energie, die Freude am Leben haben, als suchten sie ein wenig von deren Kraft für sich abzuzweigen."

[33] vgl. Hirigoyen 2002, S. 155 – 156: „Er ist jemand, der nie als menschliches Wesen anerkannt wurde und der gezwungen

Selbst im Glauben seiner Überlegenheit, ist die vordergründige Selbstsicherheit jedoch ein Schutzmechanismus einer instabilen Seele. Weil er als Kind nicht mit seinen Gefühlen angenommen wurde, die sein wirkliches Ich geformt hätten, versteckt er sie und verliert sie früher oder später gänzlich auf diesem Weg.
Aufgrund der Zweifel an seiner Person beruhigt es ihn sich in seinem Gegenüber wiederzuerkennen. Er bringt sein Gegenüber dazu, sich so zu verhalten, wie er es selbst tut.
Er projiziert also seine Verhaltensweisen in den anderen hinein[34], um keine Zweifel an seiner Person hegen zu müssen.
Der Narzisst kränkt. Er kränkte mich hunderte Male und redete es mir voller Überzeugung aus. Dennoch entstanden große Wunden. Ich wusste mich nicht zu verteidigen.
Diese Ratlosigkeit führte dazu, dass ich versuchte mich zu Wehr zu setzen, indem ich mich seiner Waffen bediente. Ein Beispiel hierfür war die Situation im Auto, als ich unseren Freunden erzählte, dass ich vorhabe aus dem Wohnheim auszuziehen. Damit wollte ich ihm das Gefühl zurückgeben, dass er nicht wichtig war (für mich). Dass ich aus dem Wohnheim ausziehen wollte, hatte ich wie gesagt nie vor. Weder das Lügen, noch das bewusste Verletzen von Menschen kannte ich bis zu dieser Zeit von mir. Damit machte er mich zu jemandem, der aus unstillbar blutenden Wunden handelte – wie seine es waren.

---

war, sich ein Spiegelbild zu entwerfen, um sich der Illusion hinzugeben, zu existieren."

[34] vgl. Telfener 2009, S. 241.

Der Narzisst ist ein Neider. Dabei beneidet er weniger das äußere Erscheinungsbild oder materielle Dinge, sondern etwas viel Wertvolleres: Ausstrahlung, Vitalität – entstehend aus echten Emotionen.[35]

Diese Eigenschaften besaß ich - lernte sie aber erst zu schätzen, nachdem ich sie innerhalb der Beziehung verlor und sie auf hartem Wege zurückerobern musste. Jedenfalls besaß er sie nicht. Damals, in der Anfangszeit der Beziehung, sagte ein Freund bereits zu mir: »Mary, wenn du lachst, dann geht die Sonne auf! Du strahlst über beide Ohren. André passt nicht zu dir. Weißt du, was ich sehe, wenn ich in Andrés Augen sehe? Nichts! Einfach gar nichts, als blicke ich in tote Augen.«

Er hatte eine gute Menschenkenntnis.

Was der Narzisst sich nicht aneignen kann, beginnt er zu zerstören[36] – ein Weg, auf welchem er den anderen sich ähnlicher macht. Er will sehen, dass der andere auch neidisch ist.[37] Neidgefühle waren etwas, was ich

---

[35] vgl. Hirigoyen 2002, S. 161: „Die Aneignung ist die logische Folge des Neids. Die Güter, um die es hier geht, sind selten materielle Güter. Es sind geistige Fähigkeiten, die schwer zu entwenden sind: Lebensfreude, Empfindsamkeit, Gewandtheit im Gespräch, [...].“

[36] vgl. Hirigoyen 2002, S. 156.

[37] vgl. Hirigoyen 2002, S. 139: „Die Eifersucht beim anderen anzustacheln, ist für den Perversen auch nur ein Mittel, um nicht ins Schußfeld von Zorn und Haß zu geraten. Das ist etwas, was sich zwischen Partner und dessen Rivalen abspielt. Er, der Perverse, zählt die Punkte. Er macht sich die Hände nicht schmutzig. Indem er den anderen zur Eifersucht verführt, zieht er, der im Grunde nur ein Neider ist, ihn auf die gleiche Ebene herab: «Du und ich, wir sind gleich!»“

ebenso bisher nicht von mir kannte. Sie entstanden, weil er ständig an mir herummeckerte und mich mit anderen Frauen verglich, vor allem mit Dana. Das erklärt das plötzliche Wahrnehmen von Neid gegenüber anderen Frauen, von dem im Kapitel „Die Beziehung" die Rede war.

Der Narzisst ist wütend. Meine Zweifel innerhalb der Beziehung zeugten davon, dass ich André nie ganz glauben konnte, mit meiner Wahrnehmung komplett falsch zu liegen. Ich dachte immer, dass er wütend auf mich war und nur nicht genug Mut besaß, die Probleme beim Namen zu nennen. Er provozierte mich und verbot mir parallel über Aussagen wie »Oh, was kommt denn jetzt schon wieder?« oder »Oh Gott, du bist die sensibelste Freundin, die ich jemals hatte!« den Mund. So staute sich Wut bei mir an, die mich dazu verleitete, ähnlich zu agieren wie er es tat. Ich versuchte also auch seine Seele zu attackieren. Wenn er dann verletzt reagierte, manifestierte sich die Befürchtung, auch sonst an all seiner Wut verantwortlich gewesen zu sein (Opfer-Täter-Verdrehung). Wenn ich meine Waffen fallen ließ, ihn also nicht attackierte, konnte ich das Misstrauen in seinen Augen sehen (*Ich kann dir nicht glauben, dass du mich magst und mir nichts Böses willst*). Wenn er dann attackierte, dachte ich, selbst schuld daran gewesen zu sein.

Aus Schuldgefühlen heraus und auch in der Hoffnung, dass es auf ihn abfärben könnte, gestaltete ich den Umgang mit ihm noch liebevoller. Er aber bekam damit nur noch ein weiteres Defizit zu spüren, womit ich das Gegenteil erreichte.

Um schlechte Gefühle nicht ertragen zu müssen, kompensierte er sie, indem er sie an mich weitergab. So unvorstellbar es auch klingen mag, verläuft dieser Vorgang unbewusst. Eine psychische Störung ist nur ein Weg der Kompensation eines inneren Konflikts. Narzissten wissen einfach nicht anders zu leben.[38] Der Narzisst braucht jemanden, der sich seiner negativen Gefühle annimmt. Sein Wesen verträgt nämlich keine. Den Schmerz, den André in seiner Kindheit erfuhr, aber nicht spüren durfte, gab er über den gleichen Weg an mich weiter. Und ich übernahm sie über den gleichen Weg: Unbewusst, auf einer unsichtbaren Strecke ins Unterbewusstsein. Er hackte auf mir herum, bis ich mich selbst nicht mehr lieben konnte - so, wie er sich tief in seinem Inneren auch nicht lieben kann.

Sein wechselhaftes Verhalten verwirrte mich. Seine Doppelbotschaften unterstützten dies: Aussagen waren widersprüchlich mit dem Klang der Stimme, der Ausstrahlung seiner Augen, der Sprache seines Körpers und seinen Handlungen. Er verstärkte meine Schwächen und meine Selbstzweifel.

Je mehr ich den Glauben an mich und meine Wahrnehmung aufgab, desto weniger wehrte ich mich gegen die Angriffe, aus Angst, ihn zu Unrecht zu beschuldigen. So konnte er im Nachgang so tun, als hätte er mich nie angegriffen. Als die Angriffe offensichtlich wurden, war ich bereits zu verstrickt in seinen Netzen, um mich wehren zu können.

Mein Selbstwertgefühl redete er mir aus, indem er meine Stärken schwächte, meine Schwächen stärkte und Schwächen schaffte, wo vorher keine waren. Durch permanentes Ausreden und Berichtigen meiner

---

[38] vgl. Hirigoyen 2002, S. 154.

Wertvorstellungen, meines Handelns, meines Selbstbildes und meiner Interessen machte er mich zu seiner Marionette. Aufgrund der Orientierungslosigkeit klammerte ich mich an ihn und so konnte er mich steuern, wie es ihm beliebte.
Der Narzisst sieht die Menschen nicht als solche mit eigenen Bedürfnissen, sondern als zweckerfüllende Wesen seiner Bedürfnisse.[39] Ich galt nur als Besetzung seines Idealbildes, wie ich fühlte interessierte ihn dabei nicht. Deshalb auch die fehlende Nachfrage, weshalb ich nicht schlafen konnte oder die genervten Reaktionen auf Bitten um Gespräche.
Sein Kumpel, mit dem er sich zum Lernen verabredet hatte, brachte André in dem Moment keinen Nutzen. Deshalb öffnete er ihm auch nicht die Tür. Da André solche gewissenlose Aktionen immer so witzig gestaltete, war mein Denken auf Grund von Lachanfällen verhindert. Sein Humor verschleierte seine Persönlichkeit und hinderte mich an einer klaren Einschätzung.
Ich erinnerte mich auch an Aussagen, die schon lange zurücklagen und plötzlich aus meinem Unterbewusstsein wieder auftauchten: »Dann hat Dana wieder geweint, was mir in dem Moment aber auch egal war.« - ich stellte mir wahrscheinlich damals schon die Frage, wie es jemandem egal sein konnte, Tränen zu sehen. Ich nahm ihn in diesem Moment aber nicht ernst, weil ich zu dieser Zeit nicht wusste, dass es Menschen gibt, die kein Mitgefühl besitzen. Fakt war aber: Danas Tränen erfüllten in dem Moment keinen Nutzen für ihn, deshalb waren sie ihm auch egal.

---

[39] vgl. Grüttefien 06.12.2015 um 18:00 Uhr, http://umgang-mit-narzissten.de/partner-von-narzissten/

Im Übrigen widersprach sich die Aussage »Ist das so ein Spruch von euch Frauen? Dana hat das auch immer gesagt«, als er mir in die Hose fasste, mit dem, was er mir ein paar Wochen zuvor erzählte: »Der Sex ging immer von Dana aus.« Es ging ihm bei der letzteren Aussage nicht um das gedankenlose Mitteilen irgendwelcher wahren Fakten, so, wie er sich immer entschuldigte, sondern um das Vermitteln unterschwelliger Botschaften, die da hätten sein können: »Wenn du wie Dana von mir geliebt werden möchtest, dann verhalte dich wie sie.« oder »Andere Frauen haben Sex mit mir gewollt. Nur weil du nicht willst, werde ich diese falsche Empfindung nicht unterstützen. Du hast Sex mit mir zu wollen.« oder einfach nur »Ich denke an Dana.« Aufgrund seiner ständigen Halbwahrheiten habe ich irgendwann hinter jeder seiner Aussagen eine verdeckte Aussage gesucht, vielleicht auch hinter denen, die gar keine enthielten.

Die Beziehung hinterließ ihre Spuren

Anfangs war mir unklar, was der Therapeut, der als Dozent in der Suchtklinik tätig war, mit „Spätfolgen“ der Patienten meinte, die Kontakt zu Narzissten hatten. Nach und nach, auf dem Weg in die Freiheit, bekam ich die Auswirkungen allerdings zu spüren:

Jedes Mal, wenn ein Opfer von dem Narzisst angegriffen wird und sich nicht wehrt, weil es Angst hat, die Dinge falsch wahrzunehmen oder durch andere Methoden von ihm gelähmt wurde, erleidet es kleinere oder größere Traumata. Die daraus resultierenden Gefühle schreiben sich die Opfer aufgrund einer fehlerhaften Verarbeitung ihrer Wahrnehmung selbst zu. Einen Ausweg sieht das Opfer darin, der eigenen Intuition nicht mehr zu vertrauen oder sie zu ignorieren.

Dies ist ein Kampf im Dunkeln gegen das Ungewisse, welches dem Organismus jede Kraft raubt. Jede Sekunde kann der Narzisst erneut angreifen, was in der Sprache von unwissenden Opfern als „plötzlich irrtümlich auftretenden Emotionen“ übersetzt werden könnte. Dies kann in einem Burnout, diversen psychischen Störungen oder vielen körperlichen Erkrankungen, die durch Stress provoziert werden, enden.[40]

Auch ich ignorierte aus Selbstschutz meine Intuition. Ich dachte, ich ignoriere falsch wahrgenommene Eindrücke. In Wahrheit aber ignorierte ich richtig wahrgenommene Botschaften. Langfristig gesehen führte dies tatsächlich zu Interpretationsfehlern.

Das alleinige Wissen darum, dass an meiner Intuition

---

[40] vgl. Merzeder 2015, S. 120 – 125.

herumgeschraubt wurde, reichte vorerst nicht aus, ihr wieder vertrauen zu können. Ich brauchte einige Zeit, mein Bauchgefühl überhaupt erst wieder zu registrieren und noch länger nach seinen Botschaft zu handeln. Sagten mir andere Personen: »Schön, dass dir das auffällt!« oder »Das hast du richtig registriert!«, dann war ich mindestens genauso überrascht wie sie selbst und wenn Elena meine Gedanken bestätigte und mich ermutigte, an diese zu glauben, dachte ich, dass wir nun beide verrückt wären.
André war mein bester Freund gewesen, die engste Vertrauensperson die ich je hatte und er hat mir über verschiedenste Aktionen, über die ich in vorangegangenen Kapiteln berichtete, das „anderen Menschen vertrauen können" lange Zeit zur schwierigsten Aufgabe meines Lebens gemacht.
Auch körperlich litt ich. Einige Male bekam ich intensive Panikattacken mit Herzrasen und Hyperventilation, so stark, dass sie mich in einen ohnmächtigen Zustand versetzten. Ich wachte dann erst einige Stunden später wieder auf, einmal sogar auf dem Fußboden. Ich brauchte dann Tage, um mich von dem emotionalen Schock zu erholen. Mein Körper hatte in den Dauerstresszuständen der Beziehung keine Gelegenheit zur Erholung oder Entspannung gehabt, beziehungsweise war es ihm verboten. Daher zeigten sich die Reaktionen erst jetzt, als er wieder etwas Kraft getankt hatte. Die Heftigkeit erschreckte mich. Es war fast als wollte mir mein Körper klarmachen: Fräulein, so etwas lässt du nie wieder mit mir machen!
Lange Zeit litt ich, wie viele andere Opfer von Narziss-

ten auch, unter der posttraumatischen Belastungsstörung.[41] Gab es Situationen, die mich in irgendeiner Weise gefühlsmäßig an den seelischen Missbrauch erinnerten, waren André und die ganze Geschichte wieder präsent.

[41] vgl. Merzeder 2015, S. 122.

Die übrigen Fragezeichen

Wie konnte er, wo er doch so gut wie kein Empathievermögen besaß, dennoch welches zeigen?
Irgendwo realisierte ich doch die Situationen, in denen er nicht wie ein normaler Mensch reagierte. Sonst hätte ich mich nicht an sie zurückerinnern können, als ich die Informationen über das Krankheitsbild erhielt. Ich verwarf meine Beobachtungen allerdings, weil ich sein Verhalten schlichtweg nicht für möglich hielt und sie absolut nicht zu den völlig gegenteiligen Erlebnissen passte (wie zum Beispiel die Reaktion auf meine Schwangerschaftsverkündung oder das „Umarmen wollen" als ich weinte).
Doch woher wissen Narzissten, wie man sich empathisch/menschlich verhält? Sie studieren das menschliche Verhalten und imitieren es über ihre genaue Beobachtungsgabe. Dabei können sie überzeugender wirken als ein nicht-narzisstischer Mensch.
Aber in Wirklichkeit ist es so, dass sie das Leiden anderer Menschen nicht fühlen.[42]

Weshalb gelang eine Freundschaft, aber keine Beziehung?
Innerhalb der Freundschaft bekam ich seelische Angriffe nur in verharmloster Form zu spüren, die ich entschuldigen konnte. Ich kritisierte ihn derweil nicht, da ich es nicht für nötig empfand. Er war ja derzeit auch noch nicht mein fester Freund und hatte mich auch noch nicht so sehr im Griff. Ich kann mich dennoch an

[42] vgl. Grundmann 05.05.2016 um 11:00 Uhr, http://beziehung-in-balance.de/?p=324

Gedankengänge wie *Zum Glück ist das nicht mein Freund!* in Momenten erinnern, in denen meine Seele kleine Attacken von ihm erfuhr.
Er leistete die ganze Zeit über exzellente Vorarbeit und als ich Single war, schlug er zu. Narzissten können, wenn sie ein Opfer auf dem Gewissen haben, ihre Kränkungslust über einen sehr langen Zeitraum unterdrückt halten.[43] Er begann erst damit, als ich nah genug an ihm dran war.
Die Beziehung scheiterte, weil er sich in mich verliebte. Ist man verliebt, dann fühlt man sich oft von demjenigen überwältigt – was dem anderen auch eine gewisse Macht einräumt. Als André in mich verliebt war, empfand er diese Gefühle als Bedrohung für sich[44], da ich nun in solch einer Machtposition war. So versuchte er sich von ihnen zu distanzieren, in dem er mich bekämpfte. Je mehr er für mich empfand, desto mehr Angriffe folgten.[45] Das könnte auch der Grund

---

[43] vgl. Tiasela, am 05.05.2016 um 11:00 Uhr, http://www.energievampire.com/

[44] vgl. Telfener 2009, S. 285f: „[…], dann aber wird der Narzisst kritisch … sehr kritisch, vor allem wenn er sich verliebt. […]Wenn er verliebt ist, fühlt er sich dem anderen gegenüber schwach. […] Da er jedoch der Partnerin nicht wehtun kann, wird sie einfach zum Feind umgedeutet. Der Narzisst unterstellt ihr Böswilligkeit – und dass sie ihn zum Gefangenen in der Beziehung machen will. Und schon fängt er an, den »Feind« zu bekämpfen, um seine Freiheit wiederzuerlangen. Er zieht eine klare Grenze zwischen Gut und Böse, und was immer der andere tut, erlebt er als Angriff."

[45] vgl. Telfener 2009, S. 132: „»Ich hasse dich, weil ich dich liebe. Ich habe das Gefühl, du überwältigst mich.« Die Freude, von jemandem abhängig zu sein, verblasst angesichts der Angst, die diese Abhängigkeit hervorruft. Verletzlichkeit und

dafür gewesen sein, weshalb er sich eine Woche lang nicht meldete, nachdem die Vertrautheitsgefühle an dem jenem Abend zum Leben erweckt wurden. Vielleicht empfand er auch zu Danas Zeiten so viel für sie, dass er sie betrügen musste, um sich unabhängig von ihr zu fühlen.[46]

Warum konnte die Freundschaft nicht wiederhergestellt werden?

Ich betrachtete André eine lange Zeit als hochsensibel und fühlte mich durch diesen Faktor am stärksten mit ihm verbunden. Ich war der Meinung, dass die Intensität des Mitgefühls von der eigenen Schmerzempfindlichkeit abhängen müsste. Dass diese zwei Punkte unabhängig voneinander auftreten konnten, war mir unklar, bis ich André kennenlernte. Er nahm schon wahr, was den anderen verletzen könnte, aber er nahm keine Rücksicht darauf. Im Gegenteil, er nutzte es, um zu verletzen.

Seither hatte ich dann eine treffendere Bezeichnung für ihn: Er war "hochkränkbar". Aufgrund der Angst, dass die in der Kindheit gebildete Ersatzpersönlichkeit erneut vernichtet werden könnte, fühlte er sich schwach und verwundbar. Er musste mich also kränken, um sich stark zu fühlen. Weil Narzissten unersättlich sind,

---

Nähe werden als Gefahr erlebt, gegen die man sich währen muss."

[46] vgl. Telfener 2009, S. 133: „(»Ich habe dich betrogen, entschuldige. Du warst einfach zu wichtig für mich. Ich musste es tun, damit du nicht mehr Mittelpunkt meines Lebens bist. Ich habe dich betrogen, weil ich dich zu sehr geliebt habe. Ich fürchtete meine Abhängigkeit von dir.«)"

musste André es ständig tun.
Gab ich ihm Bestätigung und Anerkennung im Glauben ihn damit zu erfüllen und zu besänftigen, war dies ein Trugschluss. Vor seinen Angriffen gab es kein Entkommen. Er musste zusätzlich demütigen und das oft aus heiterem Himmel heraus.
Es reichte ihm auch nicht aus, nur zu ahnen, dass sein Verhalten vielleicht verletzten könnte. Er musste seinen ersehnten Erfolg in meinen Augen sehen, denn das versetzt ihn in eine Art Rausch - das war mir nicht ganz klar und hatte ich unterschätzt. Von Treffen zu Treffen wurde er aggressiver. Ich musste mich vor ihm schützen.
Andrés Ziel war nicht etwa das Wiederaufbauen einer Freundschaft, sondern die Rache an dem Verursacher seines Leidens (für ihn war ich das). Narzissten sinnen so lange auf Rache, bis sie den Verschulder vollständig in die Knie gezwungen haben.[47]
Wie sich die Störung letztendlich ganz entwickelt, ist noch nicht vollständig geklärt. Untersuchungen über die Magnetresonanztomographie ergaben, dass sich der Aufbau der Gehirne von Narzissten zu denen von „normalen“ Menschen in folgendem unterscheidet[48]: Da, wo der Empathie-Bereich sitzt, ist weniger bis kaum Substanz vorhanden. Dabei sind aber keine Rückschlüsse zu ziehen, ob es von Geburt an zu wenig

---

[47] vgl. Grüttefien 06.12.2015 um 18:10 Uhr, http://umgang-mit-narzissten.de/eigenschaften-narzissmus/
[48] vgl. Leszczynski (2013) 02.12.2016 um 8:30 Uhr, https://www.welt.de/gesundheit/psychologie/article117507463/Gehirne-von-Narzissten-auffaellig-veraendert.html

besitzt, die Störung also vererbt wurde, oder ob sich das Areal durch Nicht-Gebrauch der Bezugspersonen nicht entwickelte.
Egal welche Variante bei André vorlag: Wo es nichts gab, konnte ich auch auf nichts hoffen. Es ist vergleichbar mit einem blinden Menschen, bei dem sich der Sehnerv nie entwickelt hat. Aus medizinischer Sicht gibt es keine Chance, jemals sehen zu können. Man könnte den Blinden auf einen Berg schleppen, in der Hoffnung, die Nah-und Fernakkomodation der Pupille zu trainieren – jegliche Anstrengungen in Form eines Sehtrainings wären vergebens, weil der Sehnerv, der das Gesehene weiter gibt, schlichtweg nicht vorhanden ist.
Narzissten können nicht vergeben. Werden sie einmal gekränkt, bzw. empfinden sie etwas als Kränkung, dann entwickeln sie eine Wut, die ein Leben lang anhält.[49] Ein Leben lang, warum? Weil Narzissten nie gelernt haben, mit Frustrationen umzugehen. Sie sind in ihrer Persönlichkeit so ungefestigt, dass sie Zurückweisungen nicht verarbeiten können. So kann die Wut nicht „verdaut“ werden und bleibt bestehen. André war wütend, weil ich ihn drei Mal verlassen hatte.
Das war die Wut, von der ich während der Freundschaftsversuche sprach, sie aber nicht zuordnen konnte. André konnte mit dem ganzen niemals abschließen, weil seine Wut aufgrund seiner Störung niemals gestillt werden konnte.
Er drehte das herum, indem er sagte, dass ich schuld

[49] vgl. Grüttefien 06.12.2015 um 18:10 Uhr, http://umgang-mit-narzissten.de/eigenschaften-narzissmus/

daran war, dass die Freundschaft nicht mehr funktionierte weil ich ja mit „dem Ganzen“ nicht abschließen konnte.
Weil es wirklich nicht aufhörte weh zu tun, glaubte ich ihm. In Situationen wie jener, als mir nach einer Vollbremsung zumute war, reflektierte ich meine Gefühle und dachte mir: *Siehst du, du kannst genauso wenig verzeihen wie er. Du musst Verständnis für ihn haben.* Falsch! Ich bin durchaus in der Lage zu verzeihen. Ich tat es jedes Mal, nachdem er sich bei mir entschuldigte. Er war derjenige, der es nicht zuließ, dass ich die Verletzungen vergaß, indem er die alten Verletzungen stets aufs Neue wachrief.[50] Er erinnerte mich immer wieder an die alten Traumata, die er mir zufügte, weil er mich leiden sehen musste. Er ließ nicht zu, dass ich ihm verzeihen konnte – auch deshalb, weil er es selbst nicht konnte. So ist er dem Ziel des Schaffens seiner ersehnten Symbiose wieder ein Stück näher gekommen.[51]
In Kombination mit der Abarbeitung meines Wertes resultierte folgender Gedankengang: *Woher soll ich mir das Recht nehmen, mich von ihm zu trennen? Ich scheine nicht besser zu sein, als er.*

Was bezweckte er mit den netten, kurzen Nachrichten, die ich ihm verbot und nach denen er sich ewig nicht mehr meldete?

---

[50] vgl. Hirigoyen 2002, S. 150: „Das Vergnügen des Perversen ist ein doppeltes: beim Irreführen oder Demütigen des Opfers; und dann, wenn es immer wieder die Erinnerung an die Demütigung wachruft.“
[51] vgl. Hirigoyen 2002, S. 140.

Er wollte emotionale Reaktionen sehen. Dabei spielte es für ihn keine Rolle, ob es sich um negative oder positive Emotionen handelte[52]: je intensiver, desto besser. Narzissten ernähren sich von der Gefühlsenergie anderer. Das hört sich absurd an, ist aber wahr.[53] In einigen Berichten wird in diesem Zusammenhang auch von der „narzisstischen Zufuhr" gesprochen. Reagierte ich ausreichend emotional, befriedigte es ihn eine gewisse Zeit lang und er meldete sich erst dann wieder, wenn er wieder Hunger nach neuen Emotionen hatte.

Was hatte es mit den Abhängigkeitsgefühlen auf sich, die ich schon frühzeitig bemerkte?

Jede Begegnung, jede seelische Verletzung, jedes Trauma und die Erinnerungen daran führen beim Opfer zu einem destruktiven Stress, bei dem das Hormon Adrenalin aus der Nebennierenrinde ausgestoßen wird. Nach einer gewissen Anzahl an Wiederholungen dieses Vorgangs wird das Opfer wie ein Adrenalinjunkie unbemerkt abhängig von diesem schädlichen Stress, den er dabei spürt. Das führt dazu, dass das Opfer immer wieder den unerklärlichen Drang verspürt, die Verbindung zu dem Narzissten erneut aufzunehmen.

---

[52] vgl. Merzeder 2015, S.108f: „[…], doch so harmlos, wie diese SMS-Texte auf den ersten Blick wirken, sind sie nicht.[…] Mit unerbetener und unerwünschter Kontaktaufnahme strebt der Narzisst danach, seinen Ex-Partner psychisch einzukreisen und gleichsam wieder »einzusaugen«.[…] Denn nicht nur positive Reaktionen, sondern auch Ärger, Zorn und selbstverständlich Angst liefern ihm begehrte narzisstische Zufuhr und damit tiefe Befriedigung. Alle Reaktionen sind willkommen!"

[53] vgl. Tiasela http://www.energievampire.com/

Dieser Vorgang steckt im Übrigen auch hinter der „Abhängigkeit von seinem Peiniger“.[54]

Hätte ich es jemals geschafft, mich seiner Verletzungen nicht mehr anzunehmen, wäre mein Selbstwert vermutlich auf ein so hohes Niveau gestiegen, dass ich für ihn nicht mehr als Opfer getaugt hätte. Ich wäre dann keine Beute mehr für ihn gewesen, die er hätte niederschmettern können. Hätte er mich irgendwann kleinbekommen, also hätte es mein Organismus nicht mehr geschafft, neues Blut zum Aussaugen zu produzieren, weil er mir zu viel entzog, dann wäre ich genauso wenig mehr interessant gewesen, denn auch dann hätte es nichts mehr zu holen gegeben.
Und hätte ich es jemals geschafft, ihn dazu zu bringen, mich wieder richtig zu mögen und mir zu vertrauen, so wie es einmal zwischen uns war, dann wäre das ganze Szenario wieder von vorn losgegangen. Eine Beziehung zwischen ihm und mir - egal in welcher Form - war nicht mehr möglich.
Für mich gab es zur Rettung meiner Seele nur noch eine Option: Wegrennen, und zwar so schnell ich konnte.

---

[54] vgl. Merzeder 2015, S. 127-130.

Stärker als jemals zuvor

Wo lernt man am besten das Autofahren? Auf einer wenig befahrenen Straße, ohne Gegenverkehr, ohne Hindernisse und ohne riskante Autofahrer um sich herum? Oder auf einer Schnellstraße, mit einem Hindernis nach dem anderen?
Die Trennung von einem Narzissten ist mitunter eine der schwersten emotionalen Aufgaben, vor die man in seinem Leben gestellt werden kann.[55] Ich überwand das Hindernis André und so kann ich ihn heute als meinen größten Lehrer betrachten, den es in meinem bisherigen Leben gab, denn es gab neben den vorübergehenden negativen Spätfolgen allerhand Positives, was ich André zu verdanken habe:
Ein Narzisst findet mit instinktiver Sicherheit jede Schwachstelle von anderen Menschen.[56] Ich war für ihn nach der engen Freundschaft ein leicht zu bedienendes Werkzeug. Er zeigte mir meine Schwächen, indem er in ihnen herumstichelte – in wohldosierten Abständen, die so aufeinander abgestimmt waren, mein Selbstwertgefühl zerbröckeln zu lassen und so gut getarnt abliefen, dass ihm immer noch die Möglichkeit blieb, es auf eine fehlerhafte Interpretation zu schieben.
Ich bin André im Nachhinein dankbar dafür, dass er mir zeigte, wo meine Schwächen lagen.

---

[55] vgl. Grüttefien 06.12.2015 um 18:05 Uhr, http://umgang-mit-narzissten.de/trennung-von-narzissten: „Die Trennung von einem Narzissten ist eines der schwersten Dinge, die man in seinem Leben emotional leisten kann.“
[56] vgl. Grüttefien 2016, S. 74.

Er riss vorhandenen Wunden so weit auf, dass ich begann meine volle Aufmerksamkeit in das Heilen der Wunden zu stecken.
Weil es viel schwieriger ist, starke Menschen mit klaren Grenzen und einer gesunden Selbstachtung zu kontrollieren, übte ich mich darin, auch so zu werden. Durch ihn erfuhr ich, wo meine Baustellen waren, weil er mir zeigte, wo Arbeitsbedarf bestand!
Ich investierte fortan in meine Stärken und in mein Leben statt in André - meinem seelischen Tod.
Bevor ich André überwunden hatte, legte ich meinen Selbstwert in die Hände anderer Menschen, vordergründig in die von Männern. Ich wertete das ab, was ich war und benahm mich so, wie ich dachte, dass ich anderen gefiele. Ich hatte kein stabiles Gefühl für meinen Wert und immer das Bedürfnis, dass mich andere gut finden müssen, damit ich mich gut finden konnte. Das übermäßige Bedürfnis nach Bestätigung ist eine narzisstische Eigenschaft. Narzisstische Züge haben alle Menschen. (Um aber die narzisstische Persönlichkeitsstörung zu haben, müssen mehrere Eigenschaften zusammenfallen und in den richtigen Kontext gebracht werden.[57]) Jedenfalls hatte ich keine Ahnung, wie ich dieses Verhalten ablegen sollte - bis ich André kennen lernte, der meinen Selbstwert mit Füßen trat. Nach ihm erstickte ich dieses narzisstische Verhalten mit einer unbeschreiblichen Leichtigkeit im Keim. Zu lange hatte ich darum gekämpft, von ihm angenommen zu werden und habe nur Schläge abbekommen – da verging mir die Lust auf weitere Suche nach Bestätigung bei den Menschen. Ich bin nicht mehr so angreifbar wie vor André,

---

[57] vgl. Grüttefien 2016, S. 129.

denn ich habe mich entschieden, mich selbst gut zu finden und so muss es kein anderer tun. Allein für diesen Lernerfolg bin ich André und jedem einzelnen Tag des Leidens, der dafür notwendig war, unheimlich dankbar. Scheinbar musste mein narzisstischer Zug, die verstärkte Suche nach Bestätigung, erst durch einen Narzissten so weit strapaziert werden (weil ich sie ja nie von ihm erhielt – er benötigt sie ja selbst) dass ich dieses Verhalten im Anschluss freiwillig aufgab. Es war mir ein Anliegen, auch deshalb, um nicht noch einmal an einen Narzissten zu geraten. Narzissten angeln ihre Opfer zu Beginn einer Beziehung häufig über wertschätzende Aufmerksamkeiten und manipulierenden Schmeicheleien[58], also das Zutragen von Bestätigung. So wollte ich nicht mehr zu erreichen sein. Ich bin Gott sehr dankbar, dass er mein Gebet erhörte mir dabei zu helfen, dieses Verhalten loszuwerden. Auch wenn es nicht so schnell und einfach ging, wie erhofft. Narzissten manifestieren die Selbstzweifel anderer. In bestimmten Situationen liefen in meinem Kopf automatisiert seine Worte ab. Er meckerte über Dinge, die nicht einmal der Realität entsprachen. Das war aber auch nicht wichtig, denn es genügte ihm zu wissen, dass es Dinge waren, die mich belasteten. Früher dachte ich dabei: *Danke für deine Ehrlichkeit André. Du bist der einzige, der mich in dieser Sache bestätigt, alle anderen lügen mich wahrscheinlich an, um mich nicht zu verletzen.* Das war aber nicht so und deshalb unterbrach ich Andrés Stimme jedes Mal, wenn sie in meinem Kopf auftauchte mit dem Wort: »Lüge!«

---

[58] vgl. Merzeder 2015, S. 54.

Ich erkenne seit André schneller Menschen, die jemanden suchen, auf den sie ihre negativen Gefühle abwälzen können. Ich gewöhnte mir an, jedes Mal, wenn sich Schuldgefühle in mir bemerkbar machten, einen Gedankenstopp einzulegen, kurz innezuhalten und genau zu überlegen, ob sie gerechtfertigt sind oder nicht. Manchmal frage ich mich, weshalb ich so schrecklich leiden musste. Heute weiß ich, dass André das Beste war, was mir passieren konnte. Durch ihn lernte ich, mich besser zu schützen. Seelische Gewalt ist nicht nur eine Überlebensstrategie von Narzissten, sondern wird in geringerem Maße auch von „normalen" Menschen im Alltag genutzt.
Der Drang, andere Menschen zu kränken, resultiert jedoch aus einem ähnlichen Hintergrund wie bei Narzissten: Der Aggressor ist unzufrieden. Sind Menschen rücksichtslos und verletzend, kann man fast immer davon ausgehen, dass diese selbst so behandelt wurden oder ungelöste Probleme mit sich herumschleppen.
Je schlechter die innerliche Verfassung eines Menschen, desto sozial unverträglicher wird er.
Meine Gedankengänge gegenüber ungerechtfertigten Angegriffen wurden: *Was ist in deinem Leben nur passiert, dass du dich mir gegenüber derartig verhalten musst?*
So konnte ich dem Aggressor im Nachhinein immer noch ein ehrliches Lächeln schenken, weil durch das Wissen, dass er es nicht besser wusste, keine Wut entstand.
Mit André fühlte ich mich vollständig, was aber voraussetzte, dass ich mich vorher ohne ihn unvollständig gefühlt haben musste.
Den Verlustschmerz bekämpfte ich dadurch, dass ich

mich in Arbeit stürzte. Ich spürte jedoch noch rechtzeitig, dass ich kurz davor war, in eine Arbeitssucht zu fallen und das ständige „in Aktion sein“ mich ausbrannte. Um mich vor einem Burnout zu schützen, reduzierte ich meine Aktivitäten und übte es, mit mir selbst eins zu werden. Dazu verbrachte ich Zeit allein. Anfangs war es ungewohnt, aber ich lernte mehr und mehr mich selbst auszuhalten und zu akzeptieren. Ich übte, mich selbst herunterzufahren, ohne André oder jemand anderes dafür zu brauchen.
Nicht nur Narzissten, sondern auch „normale“ Menschen können die Schwächen des Anderen nutzen, um eigenen Zielen nachzustreben. Deshalb wurde ich achtsamer, welche Angriffsfläche ich meinem Gegenüber bot. Ich passte besser auf, wieviel Einblick ich in meine Persönlichkeit gewährte. Man weiß nie, wen genau man vor sich hat, denn man kann den Menschen immer nur vor den Kopf gucken.
Menschen sind soziale Systeme, die man schwer verändern kann. Muss man sich überhaupt erst diese Arbeit machen? Nach André war bei mir die Energie dafür nicht mehr vorhanden. Wir leben alle in verschiedenen Wirklichkeiten. Ich habe schwer lernen müssen, André nicht verändern zu können und kann seither andere Menschen sehr viel besser in ihren Wirklichkeiten leben lassen – was mir seither sehr viel an Energie einsparte.
Zudem schärfte ich meine Wahrnehmung und Realisierung meiner Bedürfnisse und stellte klare Grenzen in zwischenmenschlichen Beziehungen auf. Lange genug ließ ich diese aus einer fehlerhaften Rücksichtnahme übergehen. Am Anfang war das schwierig für mich, denn ich empfand mich dann immer als ziemlich

egoistisch. Elena aber bestärkte mich weiter und irgendwann erkannte ich, dass ich keinen pathologischen Egoismus sondern Achtsamkeit mit mir selbst trainierte.
Hochsensiblen Menschen sagt man nach, dass sie durch ihre Minderheit hier auf diesem Planeten oftmals auf Menschen stoßen, die ihre Gedanken und Reaktionen nicht nachvollziehen können, was Selbstzweifel und Unsicherheit an der eigenen Person hinterlässt[59]. Ich kann das nur bestätigen, denn sehr oft fühlte ich mich einsam trotz Gesellschaft. Mein Gehirn war irgendwie permanent auf zehn Gleisen zeitgleich unterwegs und irgendwie dachte ich, dass etwas mit mir nicht stimmt. André bestärkte diese Zweifel, was nicht förderlich für mein Wertgefühl war. Seit ich aber wusste, richtig interpretiert zu haben, lernte ich meiner Wahrnehmung endlich wieder zu vertrauen und sah klarer als jemals zuvor.
Zu guter Letzt: In dieser schwierigen Zeit mit André verstärkte sich die Beziehung zwischen mir und Gott – weil ich wie nie zuvor seine Hilfe brauchte und diese deutlich erfuhr. Ich habe es Gott zu verdanken, dass meine Seele diese Zeit überstand und an ihr wachsen durfte. Er half mir, André zu verzeihen. Nicht, um ihm erneut eine Chance zu geben, an meinem Leben teilzuhaben, sondern um frei von Wut und Trauer zu sein, die mich an ihn banden. Nun bin ich nur noch dankbar für die schöne gemeinsame Zeit, die wir zusammen hatten, aber auch für die Hölle, durch die ich gehen musste. Oder besser gesagt bin ich dankbar für das, was ich auf dieser Strecke lernen durfte.

---

[59] vgl. Lüling/Lüling 2008, S. 12.

Weil André mich zu seinem Ebenbild machen wollte, konnte ich mich zum Teil in sein Seelenleben hineinfühlen. Und wenn ich sage, dass es in ihm hässlich aussieht, dann ist das stark verharmlost: Der Einblick ähnelte dem Tod.
Es ließ mich nicht kalt, André nach unserem letzten Gespräch so traurig zurückzulassen und ihm nicht aus seiner Störung heraushelfen zu können. Das einzige aber was ich noch für ihn tun konnte war, mich zu verlieren. Er reagierte immer heftig auf Verluste und so hatte auch er vielleicht früher oder später die Chance, von dieser Trennung zu profitieren. Ich glaubte seiner Aussage: »Eine Sache musst du mir bitte glauben: Ich habe das alles so nicht gewollt.« Narzissten verletzen nicht absichtlich, sondern weil sie nicht anders zu leben wissen.[60] An dieser Stelle bete ich für André, dass seine Seele Frieden empfängt und zu heilen beginnt, damit er nicht mehr aus seiner Störung heraus reagieren muss und lieb gewonnene Menschen verliert.

---

[60] vgl. Hirigoyen 2002, S. 154.

Für Betroffene

Während meiner Recherche und Auseinandersetzung mit dem Thema bekam ich den Eindruck, dass das psychologische Personal, im Bezug auf die Therapie der Opfer von Narzissten, nur unzureichend ausgebildet ist. Als sichtbar wurde, dass ich für Mary eine hilfreiche Unterstützung im Abnabelungsprozess von André gewesen bin, wuchs in mir Verantwortungsgefühl gegenüber den Opfern und der Wunsch, ihnen Hilfestellung aus ihrer Misere zu bieten. So betete ich schon vor der Veröffentlichung dieses Buches zu Gott, dass er mir bis dahin jene Betroffenen schickt, um ihnen behilflich sein zu können. Es dauerte nicht lange und ich traf, noch bevor dieses Buch zur Veröffentlichung bereitstand, einige Betroffene über die verrücktesten Wege.

Eine von ihnen berichtete von Zweifeln an der Untreue ihres Mannes. Trotz dass sie Nachrichten als Beweis dafür hatte, dass er ihr fremd ging, stritt er dies glaubwürdig ab. Eine andere wechselte genau wie Mary, wegen ihres narzisstischen Ex-Partners, zwei Mal ihre Handynummer.

Es war interessant zu beobachten, dass sie alle die gleichen Aussagen machten (»Ich weiß nicht, was er von mir will.«) und in ihren sehr ähnlichen Berichten (»Ich benehme mich wie eine ferngesteuerte Marionette.«, »Ich komme nicht von ihm los.«, »Ich traue meinen Erinnerungen nicht.« und »Man kann auf den Bildern der letzten sieben Jahre beobachten, wie ich mehr und mehr mein Lächeln verlor.«) mit diversen Beispielen versuchten, ihre Situation zu beschreiben (»Heute finde ich ihn schlecht und morgen finde ich ihn wieder gut, als wäre er in der einen Gehirnhälfte als positiv abgespeichert und in der anderen als negativ. Dann ist es tagesabhängig, welche Gehirnhälfte aktiver ist und das bestimmt dann auch, in welcher Art er in meinem Kopf präsent ist. Das ist aus medizinischer Sicht zwar Unsinn aber ich kann es nicht anders erklären.«). Auch Gedankenfehler wie »Im Grunde weiß er ja, dass er Mist baut.« ähneln sich mit denen von Mary, was fälschlicherweise Hoffnung verlieh. In allen Berichten wiesen Betroffene folgende Gemeinsamkeiten auf:

Sie…

- wurden mehrmals vom Narzissten betrogen.
- kannten sich wenig bis gar nicht mit dem Krankheitsbild aus.
- sagten alle, nachdem sie sich über das Krankheitsbild informiert hatten, dass die Eigenschaften der narzisstischen Persönlichkeiten auf ihre (Ex-Partner) zutreffen würden.
- wirkten alle sehr geschwächt.
- hatten soziale Berufe erlernt.
- waren sehr empathisch.
- verfügten meines Erachtens über eine besondere Ausstrahlung.
- waren alle zwischen zwei und zehn Jahren in den Händen eines Narzissten.
- berichteten alle über das tagtägliche Gedankenkreisen um den Narzissten und dem unerfüllten Wunsch, frei von ihm zu sein.

Auf die letzte Aussage stieß ich in so gut wie in allen Berichten von Betroffenen, die ich während meiner Recherche aufstöbern konnte. Das ständige Kreisen von Gedanken um den narzisstischen Partner listet Christine Merzeder in ihrem Buch „Wie schleichendes Gift - Narzisstischen Missbrauch in Beziehungen überleben und heilen“ als eines von weiteren Symptomen der Phase des „Nachbebens“, also nach der Trennung von einem narzisstischen Partner, auf.[61] In dem Buch „Lastentragen – die verkannte Gabe. Hochsensible Menschen als emotionale Lastenträger“ steht Folgendes zu lesen: „HSP sind meist nicht in der Lage, intensive Eindrücke schnell einzuordnen und abzulegen und zum Tagesgeschäft überzugehen. Sie hören nicht nur eine Botschaft, sondern erfassen gleichzeitig nebenbei so viele andere Informationen, dass es Tage oder sogar Wochen dauern kann, bis eine verwirrende Begebenheit geordnet und eingeordnet ist. Das können zum Beispiel Bemerkungen oder Scherze von Freunden sein, eine bestimmte Aussage in einem Mitarbeiterkreis oder eine aufwühlende Begegnung. Gedanklich kreisen sie immer wieder um diese eine Sache und wissen nicht, welches Gewicht sie ihr tatsächlich beimessen sollen. Diese Gespräche werden innerlich mitgenommen, und in stillen Momenten arbeitet es in den Hochsensiblen an der Lösung, bis sie sie gefunden haben. […] Da Hochsensible unwillkürlich höhere Datenmengen sammeln, sie gründlicher verarbeiten und gleichzeitig Querverbindungen zu abgelegten Erlebnissen suchen, brauchen

---

[61] vgl. Merzeder 2015, S. 120.

sie mehr Zeit zum Verarbeiten von Ereignissen oder Informationen, denn sie haben auch ein großes Verantwortungsgefühl für das, was sie bewegt. Wenn etwas Wichtiges dazwischenkommt, geht manches in eine „Zwischenablage", um später weiter bedacht zu werden. Das ist für nicht Hochsensible, die den Vorfall schon längst abgelegt und vergessen haben, oft unverständlich, und entsprechend reagieren sie. Haben HSP zu viele Reize nicht verarbeitet, geht der Prozess innerlich weiter. Dann fühlen sie sich müde und erschöpft, obwohl es dafür keinen offensichtlichen Anlass gibt."(Lüling/Lüling 2008, S. 21-22). Nicht zuletzt dieser Text weckte bei mir den Eindruck, dass einige der Betroffenen HSP´ler sein müssten. Vielmehr liegt zudem die Vermutung nahe, dass für diese Personengruppe im Allgemeinen Narzissten besonders giftig sind. Wenn HSP´ler eine verwirrende oder aufwühlende Begegnung erst ablegen können, wenn ihr Gehirn dafür eine Lösung gefunden hat, werden sie bei Kontakt mit einem Narzissten aufgrund seiner doppeldeutigen Sätze, bösen Blicke, verwirrenden Stimmungen usw. pausenlos mit ihren Gedanken um den Narzissten kreisen. Ereignisse aus der Vergangenheit mit einem Narzissten können erst mit dem Blickwinkel einer perversen Denkweise klarwerden und anschließend eingeordnet und verarbeitet werden. Aus diesem Grund ist es unerlässlich, dass die Betroffenen über die narzisstische Persönlichkeitsstörung und ihre Perversion erfahren.[62] Wenn ihre Gedanken hilflos weiter um den Narzissten kreisen, so begünstigt dies neben

[62] vgl. Hirigoyen 2002, S. 223.

dem erschöpfenden Standhalten seiner Angriffe, Aggressionen usw. ein Symptom, welches während und nach der Beziehung mit einem narzisstischen Partner auftreten kann: Das chronische Erschöpfungssyndrom. Es zeichnet sich unter anderem durch eine lähmende Erschöpfung und eine nicht über den Schlaf zu bewältigenden Müdigkeit aus.[63]

Zudem fiel mir beim Studium der Literatur auf, dass betroffene Personen meist Jahre mit einer narzisstischen Person in einer Beziehung waren. Wie schaffte Mary es, sich bereits nach drei Monaten von André trennen zu können? Nachdem die Trennung einige Zeit zurück lag, gab sie folgende Antwort: »Es kann möglich sein, dass meine Struktur von denen der anderen Betroffenen etwas abweicht. Vielleicht habe ich mehr Wertgefühl und hatte dadurch mehr Stärke, das nicht länger mit mir machen zu lassen. Aber es fühlt sich nicht richtig an, den Erfolg allein meiner Leistung zuzuschreiben. Was mich rückblickend tatsächlich getragen und mich immer wieder zum Losreißen von André antrieb, war die Gewissheit, dass Gott diesen Mann für mich nicht guthieß. Ich fühlte mich durch diesen Beistand von ihm verstanden, wo ich selbst nicht weiter durchblickte als dass ich wahrnahm, dass er irgendwie giftig war. Zu Zeiten des Abnabelungsprozesses fühlte es sich zwar so an, als müsste ich diesen alleine bewältigen, rückblickend aber bin ich erstaunt dass ich dies im Vergleich zu anderen Frauen so schnell bewerkstelligte. Trotz Andrés negativen Einflusses hatte ich immer ausreichend Kraft, die damaligen anspruchsvollen

---

[63] vgl. Merzeder 2015, S. 123.

Aufgaben in meinem Leben erfolgreich zu bewältigen. Wenn ich mir die Prozesse von anderen Betroffenen ansehe, so erkenne ich einen Unterschied zu meinem Verlauf und das sind die Wirkungen meiner Hilferufe zu Gott. Ich kann es deswegen allen Betroffenen nur raten, die Verbindung nach oben zu suchen.«
Diese Hoffnung möchte ich Ihnen nicht vorenthalten. In den letzten Kapiteln bietet dieses Buch daher christliche Aufarbeitung der Thematik. Was sagen die jahrtausendealten Geschichten der Bibel und was können sie uns lehren? Lassen Sie sich mitnehmen auf eine faszinierende und erkenntnisreiche Reise durch die Heilige Schrift. Einen kleinen Einblick in das, was Gott bei Betroffenen tun kann, finden Sie in dem Abschnitt „Hilfsbereite Hände".

Der Narzisst – eine ebenso ferngesteuerte Marionette?

Ich möchte Ihnen im Folgenden einige Entdeckungen aufzeigen, die ich beim Bibellesen zu dem Thema Narzissmus machte. Vorab sei gesagt, dass diese nicht auf unumstößlichen Tatsachen, sondern nur auf meinen Gedanken beruhen. Als ich Gespräche mit Betroffenen führte, nutzten einige von ihnen irgendwann den Vergleich von Satan und Narzissten. Es existiert sogar ein Buch mit dem Titel „Trennung vom Narzisst – Der Kampf mit dem Teufel“[64]. Dazu möchte ich Ihnen zu Beginn zwei Geschichten erzählen. Beide Geschichten thematisieren den Tod als Folge von Selbstverliebtheit. Es geht zum einen um den Fall Satans und zum anderen um die griechische Mythologie von Narziss.

Satan, auch mit der Bezeichnung Teufel betitelt, ist in der christlichen Religion als Widersacher Gottes bekannt. Satan wurde als ein reines Wesen geschaffen, das genau wie wir Menschen über Entscheidungsfreiheit verfügte. Satan bewunderte sich aufgrund seiner Schönheit und hatte den Wunsch zu herrschen. In ihm entstand das Bedürfnis, selbst Gott zu sein. Dies brachte ihn letztendlich zu Fall. Gott ließ allen Engeln die Entscheidungsfreiheit, Satans Anhänger zu werden oder bei ihm zu bleiben. Manche ließen sich beeinflussen und entschieden sich für Satan. Schließlich verbannte Gott Satan samt seinen Anhängern (Dämonen) auf die Erde, wodurch sie aus dem ewigen Leben schieden:

---

[64] Blum, N.: Trennung vom Narzisst. Der Kampf mit dem Teufel. 2015 (ISBN: 1230000457880)

„Und es wurde hinausgeworfen der große Drache, die alte Schlange, die da heißt: Teufel und Satan, ***der die ganze Welt verführt****, und er wurde auf die Erde geworfen, und seine Engel wurden mit ihm dahin geworfen.“ [Offenbarung 12,9]*

Gott sein wollen, das Bedürfnis nach Bewunderung, der Wunsch zu herrschen, Macht, Selbstverliebtheit[65] – alles Eigenschaften von Narzissten. Auf Satans Ziele hier auf Erden werde ich nachher noch einmal zu sprechen kommen, an dieser Stelle sei aber so viel gesagt, dass er die Menschen zu einem egoistischen Lebensstil verführen will, damit wir uns von Gottes Geboten entfernen. Eine der Haupteigenschaften von Narzissten ist ihre Selbstzentriertheit und ihr Egoismus. Satans Selbstverliebtheit brachte ihn zu Fall, was an die griechische Mythologie von Narziss erinnert, womit wir bei der zweiten Geschichte angelangt sind: Narziss war der Sohn eines Flussgottes und auch ihm wurde seine Selbstverliebtheit zum Verhängnis. Er war nur auf sich selbst fokussiert und verliebte sich eines Tages an einem Teich in sein eigenes Spiegelbild. Täglich betrachtete er sich von nun an selbst. Eines Tages stürzte er bei dem Versuch, sein Spiegelbild zu küssen, in den Teich und ertrank.[66] Es gibt verschiedene Versionen davon, wie Narziss letztendlich in den Teich fiel und ertrank. Letztendlich haben diese aber alle eine gemeinsame Ursache für den Sturz: Selbstverliebtheit. Aus dieser Mythologie resultierte im Übrigen die Be-

[65] vgl. Grüttefien 2016, S. 24.
[66] vgl. Becker 2016, S. 3.

zeichnung „Narzisst". Das war eine der ersten Parallelen, die ich zwischen Satan und Narzissten entdeckte. Gott ist die Liebe (1. Johannes 4,16). Man kann also sagen, dass alles andere nicht von Gott kommt. Was meinte der Pastor als er zu Mary sagte: »Du kämpfst nicht gegen einen Menschen aus Fleisch und Blut, sondern gegen die bösen Mächte der Finsternis.«?
Ich denke, dass Gott unter anderem durch Menschen handelt, indem er diejenigen, die viel Liebe und Trost zu geben haben, über eine entsprechende Gefühlsregung dazu bewegt, eine Person, der es gerade nicht gut geht, zu kontaktieren - so, wie es auch bei Mary oftmals der Fall war. Laut Bibel hat auch Satan die Möglichkeit, durch Menschen zu wirken, wie in Matthäus zu lesen ist:

> *„Seit der Zeit fing Jesus an, seinen Jüngern zu zeigen, wie er nach Jerusalem gehen und viel leiden müsse von den Ältesten und Hohepriestern und Schriftgelehrten und getötet werden und am dritten Tage auferstehen. Und Petrus nahm ihn beiseite und fuhr ihn an und sprach: Gott bewahre dich, Herr! Das widerfahre dir nur nicht! Er aber wandte sich um und sprach zu Petrus: Geh weg von mir, Satan! Du bist mir ein Ärgernis; denn du meinst nicht, was göttlich, sondern was menschlich ist." [Matthäus 16,21-23]*

Zum Hintergrund dieser Bibelstelle: Durch den von Satan provozierten Sündenfall trennte sich der Mensch von Gott, was den Tod und alles Negative mit sich brachte (beschrieben in 1.Mose, 3). Die Menschen wandten sich fortan immer weiter von Gott ab, bis sie ihn schließlich gar nicht mehr kannten. Das Bild von einem bösen, ungerechten, machtlosen Gott machte sich unter den Menschen breit. Selbst seine generelle Existenz wurde angezweifelt. Weil er uns aber liebt, kam er in Form von Jesus Christus auf die Welt, um den Menschen sein Wesen zu demonstrieren. Jesus hatte den Plan, durch den Tod am Kreuz die Schuld seiner Geschöpfe auf sich zu nehmen und damit die Macht der Sünde und des Todes zu brechen. Er tat dies, damit wir nicht durch unsere Sünden dem Bösen überlassen sind und trotz unserer Fehler eine Beziehung mit ihm haben können. Satan versuchte, Jesus durch die Aussage des Petrus von seinem Plan abzubringen; er wirkte also durch Petrus hindurch.

Wie bereits erwähnt, zerstören Narzissten unbewusst. Es gibt aber eine Macht hier auf Erden, die bewusst zerstört und die sich Menschen dafür zunutze macht. Ich spreche von Satan. In Epheser wird erwähnt, dass das Böse durch Menschen wirkt und zwar durch jene, die entgegengesetzt zu Gottes Wort handeln:

> *„Auch ihr wart tot durch eure Übertretungen und Sünden, in denen ihr früher gelebt habt nach der Art dieser Welt, unter dem Mächtigen, der in der Luft herrscht, nämlich dem Geist, der zu dieser Zeit am Werk ist in den Kindern des Ungehorsams." [Epheser 2,1-2]*

Gegen Gottes Wort zu handeln bedeutet Sünde. Sünde kommt von dem altdeutschen Wort „Sund", was „trennen" oder „aufspalten" bedeutet und im biblischen Kontext die Trennung zwischen Mensch und Gott beschreibt. Sünde bewirkt die Trennung von Gott (Jesaja 59,1-2) und ist das Ziel des Bösen, also Satan, um Zugriff auf die Menschen zu bekommen.

Folgende Bibelstellen brachten mich auf den Gedanken, dass die narzisstische Persönlichkeitsstörung gewisse Schwächen mit sich bringt, die eine Art Adapter für das Böse darstellt, wo es andocken und seine Wirkung hindurch entfalten kann:

> *„[...]**Seid stark in dem Herrn und in der Macht seiner Stärke.** Zieht an die Waffenrüstung Gottes, damit ihr bestehen könnt gegen die listigen Anschläge des Teufels. Denn wir haben nicht mit Fleisch und Blut zu kämpfen, sondern mit Mächtigen und Gewaltigen, nämlich mit den Herren der Welt, die in dieser Finsternis herrschen, mit den bösen Geistern unter dem Himmel. Deshalb ergreift die Waffenrüstung Gottes, damit ihr an dem bösen Tag Widerstand leisten und alles überwinden und das Feld behalten könnt. So steht nun fest, umgürtet an eure Lenden mit Wahrheit und angetan mit dem Panzer der Gerechtigkeit und an den Beinen gestiefelt, bereit einzutreten für das Evangelium des Friedens. **Vor allen Dingen aber ergreift den Schild des Glaubens, mit dem ihr auslöschen könnt alle feurigen Pfeile des Bösen, und nehmt den Helm des Heils und das Schwert des Geistes, welches ist das Wort Gottes.“ [Epheser 6,10-18]***

Den Gürtel der Wahrheit wenden wir an, indem wir dem Wort Gottes glauben, welches uns unter anderem sagt, wer wir in Gottes Augen sind. Ich denke aber, dass es genauso wichtig ist, ein rechtschaffendes Leben zu führen, also jemand zu sein, der ehrlich und vertrauenswürdig ist. Narzissten lügen[67] - könnte das bedeuten, dass ihnen somit diese Art der Schutzausrüstung fehlt?

---

[67] vgl. Grüttefien 2016, S. 78.

Die Füße sollen mit dem Evangelium des Friedens gestiefelt sein. Nicht zuletzt bei der geistlichen Waffenrüstung motiviert die Bibel zum Nachjagen des Friedens. Mir stellt sich die Frage, wie Narzissten zum Frieden finden sollen, wo sie sich stets angegriffen fühlen und aufgrund ihrer Struktur nicht in der Lage sind, zu verzeihen? Hiermit würde ihnen eine weitere Schutzausrüstung fehlen.
Zum Schild des Glaubens: Ich denke, dass es notwendig ist, mit einer gewissen Bescheidenheit ausgestattet zu sein, um eine tiefe Beziehung mit Jesus zu haben. Man erkennt seine eigene Sündhaftigkeit an und damit, dass man Jesus braucht. Wie sollen Narzissten dies bewerkstelligen? Sie verfügen über keinerlei Bescheidenheit[68], gelten für sich selbst als fehlerlos und Mittelpunkt des Universums[69]. Ich denke also, dass Narzissten einige „Waffenrüstungen" nicht tragen (können) und daher nicht gegen die Anschläge des Bösen gerüstet sind.

> *„Seid nüchtern und wacht; denn euer Widersacher, der Teufel, geht umher wie ein brüllender Löwe und sucht, wen er verschlinge. Dem widersteht, fest im Glauben, und wisst […]" [Petrus 5,8]*

Jakobus 4,6-10: „[…] »Gott widersteht den Hochmütigen, aber den Demütigen gibt er Gnade.«
So seid nun Gott untertan. Widersteht dem Teufel, so flieht er von euch. Naht euch zu Gott, so naht er sich zu euch. Reinigt die Hände, ihr Sünder, und heiligt

---

[68] vgl. Hirigoyen 2002, S.162.
[69] vgl. Grüttefien 2016, S. 12.

eure Herzen, ihr Wankelmütigen. Jammert und klagt und weint; euer Lachen verkehre sich in Weinen und eure Freude in Traurigkeit. Demütigt euch vor dem Herrn, so wird er euch erhöhen.“ Diese Bibelstelle fordert Menschen dazu auf, Sünden anzuerkennen und zu bereuen. Hierbei stellte ich mir die Frage, wie Narzissten dies erfüllen sollen, wo sie sich gar nicht selbst reflektieren[70] und schon gar nicht ihre Schuld anerkennen können. [71]

Wenn das Böse von Satan kommt und das Gute von Gott, so denke ich, dass es Gottes heiliger Geist ist, der bereits auch ungläubigen Menschen positive Impulse ins Herz legt (zum Beispiel in einem Streit mit Beleidigungen nicht zu weit zu gehen, einem traurigen Menschen ein Lächeln zu schenken, usw.) Einige Gemeindemitglieder berichten von einem stärker ausgeprägten Gewissen, seitdem sie gläubig sind, welches vor falschen Schritten oder Gefahren warnt. Wenn es Gott ist, der die Menschen über das Gewissen leitet, wer leitet dann die Narzissten? Sie besitzen kein Gewissen.[72]

Folgende Beispiele zeigen auf, dass Narzissten entgegengesetzt zu Gottes Wort handeln:

Jeder Mensch hat Gaben. Was passiert, wenn man mit einem Narzissten unterwegs ist, wissen Sie selbst. Sie reden Ihnen den Wert aus, indem sie Ihre Stärken schwächen, Schwächen stärken und Schwächen schaffen, wo keine waren. Werfen wir einen Blick in die Bibel, so wird klar, dass Gott genau das Gegenteilige im Sinn hat: Er möchte ermutigen:

---

[70] vgl. Grüttefien 2016, S. 38.

[71] vgl. Grüttefien 2016, S. 38.

[72] vgl. Grüttefien 2016, S. 73.

„[...] und einer erbaue den andern [...]" [Thessalonicher 5,11]

In 1. Korinther 12,4-10 steht geschrieben, dass Menschen, wenn sie zum Glauben gefunden haben, zusätzliche Gaben erhalten:

„Es sind verschiedene Gaben; aber es ist ein Geist. Und es sind verschiedene Ämter; aber es ist ein Herr. Und es sind verschiedene Kräfte; aber es ist ein Gott, der da wirkt alles in allen. In einemjeden offenbart sich der Geist zum Nutzen aller; dem einen wird durch den Geist gegeben, von der Weisheit zu reden; dem anderen wird gegeben, von der Erkenntnis zu reden, nach demselben Geist; einem andern Glaube, in demselben Geist; einem andern die Gabe, gesund zu machen, in dem einen Geist; einem andern die Kraft, Wunder zu tun; einem andern prophetische Rede; einem andern die Gabe, die Geister zu unterscheiden; einem andern mancherlei Zungenrede; einem andern die Gabe, sie auszulegen."

Des Öfteren hörte ich auch schon unter Christen, dass die Begabungen, die sie bereits vor ihrem Glauben besaßen seit dem Glauben an Gott verstärkt wurden.
Wie bereits berichtet, haken Narzissten auf der Sensibilität ihrer Opfer herum und versuchen sie ihnen auszureden. Sensibilität ist die Basis für Intuition und einer sehr fein differenzierten Wahrnehmung.[73] Gerade bei hochsensiblen Menschen kann man hierbei von einer besonderen Begabung sprechen.[74] Genau diese Begabung wird viel von den Narzissten angegriffen.

---

[73] vgl. Lüling/Lüling 2008, S. 14.
[74] vgl. Lüling/Lüling 2008, S. 14.

Das Gebot „Du sollst nicht ehebrechen." (2. Mose 20,14) ist einem Narzissten aufgrund des Bedürfnisses nach Bestätigung und Anerkennung so gut wie unmöglich, einzuhalten. Genau wie das Gebot „Du sollst nicht begehren deines Nächsten Haus. Du sollst nicht begehren deines Nächsten Frau, Knecht, Magd, Rind, Esel noch alles, was dein Nächster hat." (2. Mose 20,17) Denn Narzissten sind neidisch.[75] Schlimmer noch: Wie wir gelesen haben provozieren sie in ihren Opfern Neid und verleiten diese somit zur Sünde. Sven Grüttefien vergleicht in seinem Buch „Wie erkenne ich einen Narzissten" den Narzissten mit dem Teufel: „Er ist wie der Teufel, der stets verneint und das Böse sucht. Zum Beispiel wenn ein Kollege mit sehr guten Leistungen in einem Team auffällt und daher vom Chef eine Belobigung erfährt, kann es den Neid des Narzissten schüren, der dann den Erfolg des Kollegen zu sabotieren versucht. Er gibt in Zukunft falsche Daten an ihn weiter, lässt Unterlagen verschwinden oder nimmt ihm Arbeit ab und erledigt sie dann absichtlich mangelhaft." (vgl. Grüttefien 2016, S. 75).
In Philliper 2,3 lesen wir: „Tut nichts aus Eigennutz oder um eitler Ehre willen, sondern in Demut achte einer den anderen höher als sich selbst [...]" und in Kolosser 3,19: „Ihr Männer, liebt eure Frauen und seid nicht bitter gegen sie." Auch gegen diese zwei Bibelstellen rebelliert die narzisstische Persönlichkeitsstörung, da sich Narzissten über die Erniedrigung anderer Menschen ernähren.
In der Offenbarung 12,9 steht, dass Satan die ganze Welt verführt. Wie er das tut, möchte ich hier näher

[75] vgl. Grüttefien 2016, S. 54.

erläutern. Gott schuf die Menschen und legte in sie eine Sehnsucht, die seine Geschöpfe auf die Suche nach ihm aufmerksam machen soll, weil er eine Beziehung mit uns Menschen haben möchte.

> *„Er hat alles schön gemacht zu seiner Zeit, auch hat er die Ewigkeit in ihr Herz gelegt; nur dass der Mensch nicht ergründen kann das Werk, das Gott tut, weder Anfang noch Ende.“ [Prediger 3,11]*

Mit der Ewigkeit ist das ewige Leben gemeint, welches alle Menschen nach dem Tod erreicht, die Jesus als ihren Herrn anerkennen. Weil Gott uns liebt, lässt er uns die Entscheidungsfreiheit, was wir mit dieser Sehnsucht machen. Er drängt sich uns nicht auf. Wenn wir uns aber für ihn entscheiden, öffnet er uns die Tür.

> *„Bittet, so wird euch gegeben; suchet, so werdet ihr finden; klopfet an, so wird euch aufgetan. Denn wer da bittet, der empfängt; und wer da sucht, der findet; und wer da anklopft, dem wird aufgetan.“ [Matthäus 7,7]*

Leider deuten wir Menschen diesen Lebensdurst falsch und trinken in unserer Verirrung von Quellen, die uns nicht erfüllen. Satan gaukelt uns vor, dass uns alles Mögliche dieser Welt Erfüllung bringen würde außer Gott. Dies können schlechte Angewohnheiten sein, bis hin zu Abhängigkeiten und Süchten. Hier einige Beispiele: Alkohol, Pornographie, Rauchen, Magersucht oder das Bedürfnis nach Bewunderung. Es gibt die verschiedensten Irrwege, die aber alle eines gemeinsam haben: Es sind Quellen, die nicht erfüllen, von denen man immer wieder trinken muss und die dem Menschen nicht gut tun. Einige von diesen resultieren nicht selten in vollständiger Zerstörung. Magersucht kann die Betroffenen bis zum Organversagen in den Tod treiben, genauso wie der Alkoholkonsum, der kontinuierlich gesteigert werden muss. Sein Ziel ist es, uns Menschen - egal wie - von Gottes Grundsätzen abzubringen, um uns die wahre Erfüllung, die wir durch Jesus bekämen, zu verwehren. Eine weitere destruktive Abhängigkeit, die Menschen zum Selbstmord treiben kann, ist die Abhängigkeit von einem Narzissten. Die Beziehung zu einem Narzissten scheint vorerst sehr vielversprechend und beinhaltet letztendlich nichts weiter als Zerstörung. Jesus hingegen verspricht uns, dass unser Durst bei ihm gestillt wird:

> *„wer aber von dem Wasser trinken wird, das ich ihm gebe, den wird in Ewigkeit nicht dürsten, sondern das Wasser, das ich ihm geben werde, das wird in ihm eine Quelle des Wassers werden, das in das ewige Leben quillt." [Johannes 4,14]*

In Johannes 8,44 lesen wir folgendes über Satan:

> *„Ihr habt den Teufel zum Vater, und nach eures Vaters Gelüste wollt ihr tun. Der ist ein Mörder von Anfang an und steht nicht in der Wahrheit, denn die Wahrheit ist nicht in ihm. Wenn er Lügen redet, so spricht er aus dem Eigenen; denn er ist ein Lügner und der Vater der Lüge."*

Außerdem steht in Johannes 10,10:

> *„Ein Dieb kommt nur, um zu stehlen, zu schlachten und umzubringen."*

Ein Weg, Menschen umzubringen ist es, wie oben bereits erwähnt, sie zur Selbstzerstörung zu treiben. Narzissten haben dies auch zum Ziel[76]. Es gibt aber auch Fälle, in denen Narzissten ihre Partner umgebracht haben, die meisten aber betreiben „nur“ Seelenmord.[77] Einige Narzissten haben schon großen Schaden angerichtet, unter anderem Hitler, der gewissenlos Massen*morde* angeordnet hat. Zum Thema Stehlen: Narzissten *stehlen* die Gefühlsenergie von anderen Menschen, weil sie sich von dieser ernähren.

Weitere Ähnlichkeiten zwischen Satan und Narzissten:

Offenbarung 12,12: „Darum freut euch, ihr Himmel und die darin wohnen! Weh aber der Erde und dem Meer! Denn der Teufel kommt zu euch hinab und hat einen großen Zorn und weiß, dass er wenig Zeit hat.“ Satan ist wütend. Sein Zorn rührt daher, dass er weiß, dass er keine Chance gegen Gott hat. Das Kapitel der Offenbarung im Neuen Testament macht bekannt, wie der Kampf zwischen Satan und Gott ausgehen wird und da Satan um seine Unterlegenheit weiß, ist er zornig. In der verbleibenden Zeit lässt er nichts unversucht, um so viele Menschen wie möglich von Gott abzubringen und mit in die Hölle zu reißen. Genau das ist es, was Narzissten auch tun: Zum einen sind sie auch ständig wütend und zum anderen versuchen sie

[76] vgl. Hirigoyen 2002, S. 156.

[77] vgl. Hirigoyen 2002, S. 146: „Wenn sich einer subtilen Gewalt (Erpressung, verschleierte Drohungen, Einschüchterungen) wirkliche Gewalttaten, bis zum Mord, hinzugesellen, dann ist das perverse Spiel ins Schleudern geraten; denn der Perverse zieht es vor, mittelbar zu töten – oder, genauer, den anderen dahin zu bringen, sich selbst zu töten.“

einem das Leben auszusaugen und weil dies nicht gelingt, versuchen sie es zu zerstören.[78] In den Gesprächen mit Betroffenen fiel auf, dass sie allesamt sehr warmherzige Personen waren. Sie waren zwar alle psychisch sehr angegriffen aber es war sehr deutlich, dass sie trotz der vielen Traumata ihre Barmherzigkeit nicht verloren hatten. In der Bibel steht, dass sich die Liebe nicht erbittern lässt (vgl. 1. Korinther 13,4-5). Die Begegnungen mit den Betroffenen zeigten mir, dass trotz schlimmster Ereignisse und einer tief angegriffenen Würde dennoch eines bestehen bleibt und das ist die Liebe. Gott wird am Ende der Tage dem Bösen ein Ende setzen, was bedeutet, dass die Liebe, also Gott, siegen wird.

> *„Der Gott des Friedens aber wird den Satan unter eure Füße treten in Kürze[...]“ [Römer 16,20]*

Gott möchte, dass wir ihm nachfolgen. Der Widersacher hat genau das Gegenteil im Sinne. Hier ein Beispiel, wie Narzissten ihre Gefangenen von Gottes Wort abhalten: Psalm 34,15 „Lass ab vom Bösen und tu Gutes; suche Frieden und jage ihm nach!“ und Epheser 4,23: „Seid aber untereinander freundlich und herzlich und vergebt einer dem andern, wie auch Gott euch vergeben hat in Christus.“ Gott möchte, dass wir in Frieden leben. Das ist so wichtig, weil wir somit eine innigere Verbindung zu Gott haben können (vgl. Markus 11,24). Vergebung ist dafür notwendig. Wie bereits

---

[78] vgl. Hirigoyen 2002, S. 156: „Wenn Leben nicht da ist, muß man versuchen, sich eines zu verschaffen oder, wenn das nicht gelingt, es zerstören, damit nirgends Leben sei.

mehrmals erwähnt, reißen Narzissten Wunden immer wieder auf, was von Vergebung und damit dem inneren Frieden abbringt. Damit entfernen sich die Opfer wieder ein Stück weiter von Gott und Satan ist seinem Ziel ein Stück näher.
Folgende zwei Bibelstellen besagen, was Menschen zu Fall bringt:

> *„Wer zugrunde gehen soll, der wird zuvor stolz; und Hochmut kommt vor dem Fall.“*[79] *[Sprüche 16,18]*

> *„Wenn einer zugrunde gehen soll, wird sein Herz zuvor stolz; und ehe man zu Ehren kommt, muss man demütig sein.“ [Sprüche 18,12]*

Hochmut und Stolz waren es, die Satan zu Fall brachten. Sie gelten als wesentliche Merkmale von Narzissten. Die Bibel nennt neben weiteren großen Sünden an erster Stelle den Stolz (vgl. Sprüche 6,17).
Dass Menschen tief im Glauben stehen, erkennt man unter anderem daran, dass sie die Charaktereigenschaften des Heiligen Geistes angenommen haben.

> *„Ich sage aber: Lebt im Geist, so werdet ihr die Begierden des Fleisches nicht vollbringen. Denn das Fleisch begehrt auf gegen den Geist und der Geist gegen das Fleisch; die sind gegeneinander, sodass ihr nicht tut, was ihr wollt. Regiert euch aber der Geist, so seid ihr nicht unter dem Gesetz. Offenkundig sind aber die Werke des Fleisches, als da sind: Unzucht, Unreinheit, Ausschweifung, Götzendienst, Zauberei, Feind-*

---

[79] Die fett geschriebenen Sätze sind so von der Bibel, aus der ich zitiert habe, übernommen

schaft, Hader, Eifersucht, Zorn, Zank, Zwietracht, Spaltungen, Neid, Saufen, Fressen und dergleichen. Davon habe ich euch vorausgesagt und sage noch einmal voraus: Die solches tun, werden das Reich Gottes nicht erben. ***Die Frucht aber des Geistes ist Liebe, Freude, Friede, Geduld, Freundlichkeit, Güte, Treue, Sanftmut, Keuschheit;*** *gegen all dies ist das Gesetz nicht. Die aber Christus Jesus angehören, die haben ihr Fleisch gekreuzigt samt den Leidenschaften und Begierden.* ***Wenn wir im Geist leben, so lasst uns auch im Geist wandeln.*** *Lasst uns nicht nach eitler Ehre trachten, einander nicht herausfordern und beneiden." [Galater 5,16-26]*

Oftmals erkennt man auch in den Augen dieser Gläubigen eine besondere Ausstrahlung.

„Ihr seid das Licht der Welt. Es kann die Stadt, die auf einem Berge liegt, nicht verborgen sein. Man zündet auch nicht ein Licht an und setzt es unter einen Scheffel, sondern auf einen Leuchter; so leuchtet es allen, die im Hause sind. So lasst euer Licht leuchten vor den Leuten, damit sie eure guten Werke sehen und euren Vater im Himmel preisen." [Matthäus 5,14-16]

Gott möchte also in seinen Kindern wohnen, weil das eine Weise ist, auf die er sich auf der Erde den Menschen zeigt.

„Wisst ihr nicht, dass ihr Gottes Tempel seid und der Geist Gottes in euch wohnt?" Das Licht der Liebe, wodurch sich Gott in den Menschen repräsentiert, damit noch weitere Menschen zu ihm finden wollen, versucht der Feind zu rauben, damit es verborgen bleibt. [1. Korinther 3,16]

HSP´ler – dem Feind ein Dorn im Auge

Betrachtet man die Eigenschaften von hochsensiblen Personen, fällt auf, dass sich einige mit denen von Jesus decken. Die Sehnsucht nach Harmonie[80] Freundlichkeit[81] und einem ausgeprägten Gerechtigkeitssinn. Einige HSP´ler berichten auch von der Fähigkeit des Wahrnehmens von Lasten[82] bis hin zu Gedankenübertragungen von anderen Menschen[83].

> *„Und siehe, einige unter den Schriftgelehrten sprachen bei sich selbst: Dieser lästert Gott. Als aber Jesus ihre Gedanken sah, sprach er: Warum denkt ihr so Böses in euren Herzen?" [Matthäus 9,3-4]*

Dazu betätigen sich HSP´ler, genau wie Jesus, gerne als Retter.

> *„Gelobt sei Gott, der Vater unseres Herrn Jesus Christus, der Vater der Barmherzigkeit und Gott allen Trostes, der uns tröstet in aller unserer Trübsal, damit wir auch trösten können, die in allerlei Trübsal sind, mit dem Trost, mit dem wir selber getröstet werden von Gott." [2. Korinther 1,3-4]*

Sie gelten auch als Friedensstifter[84], was durch ihr starkes Mitgefühl, welches die Feinfühligkeit mit sich

---

[80] Wie in einigen zuvor zitierten Bibelstellen ermutigt Gottes Wort uns dazu, in Frieden zu leben, was Harmonie mit sich bringt.
[81] vgl. Lüling/Lüling 2008, S. 27.
[82] vgl. Lüling/Lüling 2008, S. 96.
[83] vgl. Lüling/Lüling 2008, S. 115.
[84] vgl. Lüling/Lüling 2008, S. 29.

bringt, bedingt sein dürfte.

> *„Und als er das Volk sah, jammerte es ihn[...]" [Matthäus 9,36]*

Außerdem versuchen HSP'ler Streit zur vermeiden.[85] Um diesem Bedürfnis nach einem friedvollen Umfeld nachzukommen, stellen sie auch ihre eigenen Bedürfnisse hinten an, bis hin zur Selbstverleugnung. Über friedfertige Menschen steht folgendes in der Bibel:

> *„Selig sind die Friedfertigen; denn sie werden Gottes Kinder heißen." [Matthäus 5,9]*

Sind dies vielleicht Gründe, weswegen gerade Narzissten nach sehr emotionalen Menschen gieren? Damit die Liebe, die sie von Natur aus in ihrem Herzen tragen und die durch den Glauben an Gott verstärkt werden könnte sich nicht auf der Welt entfalten kann? Betroffene werden über Lähmungsgefühle ans Bett gefesselt und über emotionale Ketten von dem Narzissten abhängig gemacht.[86] Die Gedanken kreisen tagtäglich – Berichten zu Folge gar sekündlich um den Narzissten und seine Worte. Gott möchte aber, dass wir uns auf ihn konzentrieren und über sein Wort nachsinnen, Tag und Nacht. Das Böse möchte gläubige Menschen – und erst recht die Ungläubigen - von Gott ablenken, zum Beispiel indem der Narzisst mit seinen negativen Worten in seinem Opfer lebt, statt Jesus. In

---

[85] vgl. Lüling/Lüling 2008, S. 23.

[86] Ich möchte damit nicht sagen, dass Gott hochsensible Menschen mehr liebt – nein, er hat jeden Menschen mit seinen individuellen Eigenschaften geschaffen und wendet sich mit all seiner Liebe zu einem, wenn man ihm Zugriff gewährt.

Sprüche 22,24-25 warnt die Bibel vor zornigen Menschen, wie es die Narzissten sind:

> *„Geselle dich nicht zum Zornigen und halt dich nicht zu einem wütenden Mann; du könntest auf seinen Weg geraten und dich selbst zu Fall bringen"*

Folgendes Gebet könnte Ihnen beim Lossagen von einem Narzissten helfen:
»Lieber Gott, ich danke dir für all das Gute, was du in mein Leben gelegt hast. Danke für die Dinge, die ich durch dieses Buch erfahren durfte. Ich danke dir auch für das, was ich bereits durch (Name des Narzissten/der Narzisstin) über mich lernen durfte. Bitte hilf mir, das neue Wissen gut zu verarbeiten und richtig damit umzugehen. Schenke mir den Mut, die Kraft und die Ruhe, mich dauerhaft von ihm/ihr zu trennen. Nimm mir mein Verantwortungsgefühl ihm/ihr gegenüber, denn ich bin nicht sein/ihr Retter, sondern du bist es. Bitte halte mich in Momenten der Schwäche davor ab, zu (Name) zurückzugehen. Bitte führe mich, was auch immer notwendig dafür ist, in die Freiheit.
Bitte arbeite du an den Stellen in mir, die es dem Narzissten möglich gemacht haben, mich anzugreifen. Bitte zeig mir auch, ob eine Therapie für mich notwendig wäre und leite mich an die richtige Adresse. Ich lege dir nun (Name) vor das Kreuz und bitte dich um deinen Segen für ihn/sie. Du bist der Schöpfer von ihm/ihr und so übergebe ich ihn/sie dir, weise du ihn/sie zu recht und leite du ihn/sie. Hilf mir, nicht über ihn/sie zu urteilen, denn das ist nicht mein Recht, sondern deins allein. Heile du seine/ihre Wunden und befreie ihn/sie aus seinem/ihrem Gefängnis. Ich verzeihe (Name). Bitte

vergib auch mir die Momente, in denen ich (Name) auch nicht richtig behandelt habe. Bitte heile meine verwundete Seele. Bitte halte mir (Name) vom Leib, falls es aber doch zu einer Begegnung kommen sollte, so bitte ich dich um deine Stärke und deine göttliche Liebe in diesem Moment.
Ich lege nun all meinen Schmerz, Wut, Trauer und Verzweiflung vor dir nieder. Ich bin jetzt bereit dazu, mich vollständig von (Name) zu befreien. Ich trenne mich hiermit im Namen Jesus Christus vor der sichtbaren und vor der unsichtbaren Welt von allen positiven als auch negativen Verbindungen zu (Name). Danke, dass du meine verwundete Seele heilen wirst und mein Gebet erhörst und mir hilfst. Amen.«
Wenn Sie einen Narzissten überwunden haben, ist es gut möglich, dass Satan noch während des Entwöhnungsprozesses eine weitere Schwachstelle von Ihnen angreift und gegen Sie zu nutzen versucht. Denn Sie haben offensichtlich etwas an sich, vermutlich ihre Gutherzigkeit und die Liebe, die sie hier auf Erden zu geben haben, was Satan nicht gefällt. Es ist gut möglich, dass Sie nach den traumatischen Erfahrungen mit dem Narzissten verstärkte Bedürfnisse und seelische Sehnsüchte haben. Lassen sie diese nicht durch neue Lügen von Satan stopfen. Dies soll Ihnen keine Angst machen. Im Namen Jesus haben Sie Vollmacht über den Feind, der Ihnen nichts anhaben kann:

> *„Die Zweiundsiebzig kamen zurück voll Freude und sprachen: Herr, auch die bösen Geister sind uns untertan in deinem Namen. Er sprach aber zu ihnen: Ich sah den Satan vom Himmel fallen wie einen Blitz. Seht, ich habe euch Macht gegeben, zu treten auf Schlangen und Skorpione, und*

Macht über alle Gewalt des Feindes; und nichts wird euch schaden. Doch ***darüber freut euch nicht, dass euch die Geister untertan sind. Freut euch aber, dass eure Namen im Himmel geschrieben sind.“****). [Lukas 10,17-20]*

Die Bibel warnt davor, sich zu viel mit dem Feind zu beschäftigen. Ich habe dieses Kapitel geschrieben, damit Sie ihren wirklichen Feind kennen. Der Narzisst ist sich seiner zerstörerischen Auswirkungen auf sein Opfer nicht bewusst. Meinem Eindruck nach wurde er lediglich vom Feind instrumentalisiert und ist ebenso ein Opfer. Aus diesem Grund sei nochmals auf die mächtigste Waffe hier auf Erden hingewiesen, mit der sie etwas für den Narzissten oder sich tun können: das Gebet.
Was Gott am Ende der Tage mit den Narzissten anstellt, weiß kein Mensch. Ich weiß nur, dass wir einen liebenden Gott haben, der auch den Sünder liebt (vgl. Römer 5, 6-8). Er sieht den Entstehungsgrund der Persönlichkeitsstörung. Er freut sich, wenn ein durch Sünde oder auf anderem Wege verlorenes Schaf (Mensch) zu ihm findet.

„So, sage ich euch, wird Freude sein vor den Engeln Gottes über e i n e n Sünder, der Buße tut.“ [Lukas 15,10]

Gott vergibt die größten Sünden, wenn man ihn um Vergebung bittet. Wenn Sie also etwas für narzisstisch programmierte Menschen tun möchten, dann empfehle ich, unermüdlich (und mit ausreichendem Abstand) für sie zu beten, dass Gott sie von ihrer Störung befreit, ihre Seelen heilt und er ihnen ihre Fehler bewusst macht, damit sie um Vergebung bitten können.

„Wer seine Sünde leugnet, dem wird's nicht gelingen; wer sie aber bekennt und lässt, der wird Barmherzigkeit erlangen." [Sprüche 28,13]

Etwas anderes zu tun, würde ich Ihnen nicht raten. Man geht einem Menschen mit der narzisstischen Persönlichkeitsstörung besser aus dem Weg.[87]

---

[87] vgl. Becker 2016, S. 3.

Was tun, wenn man nicht vor dem Narzissten flüchten kann?

Soeben sagte ich, dass man einem Narzissten am besten den Rücken kehrt. Was aber tun, wenn dies nicht vollständig möglich ist, weil die narzisstische Person zum Beispiel ein Familienmitglied von Ihnen ist? Vorab sei gesagt, dass ich leider kein Patentrezept für Sie habe. Dennoch haben sich einige Strategien in der praktischen Umsetzung bei Betroffenen als bewährt ergeben. Folgende Verhaltensweisen können im Umgang mit Narzissten hilfreich sein:
Gewähren Sie dieser Person keinen Einblick in ihr Seelenleben. Dies kann schwierig sein, weil Annäherungsversuche oft routiniert sind, sodass der Übergang zu einem tiefgehenden Gespräch nicht immer gleich zu erkennen ist. Zusätzlich entsteht bei diesen Gesprächen oft der Eindruck „ich bin ihr/ ihm wichtig". Narzisstisch programmierte Menschen füllen in solchen Momenten jedoch nur ihr eigenes Defizit nach Aufmerksamkeit und Bestätigung gebraucht zu werden, und verwenden anschließend in der nächsten Situation mit hoher Wahrscheinlichkeit die neu gewonnenen Informationen gegen Sie. Betrachten Sie dieses Verhalten als Schwäche von Narzissten und bewahren Sie sich beide vor der nächsten Eskalation, indem sie den Einblick in ihr Seelenleben verriegeln.
Glauben Sie nicht, den Narzissten therapieren zu können. Tun sie es doch, so stehen die Chancen gut, dass Sie im Anschluss selbst eine Therapie brauchen, um den Knoten in ihrem Gehirn zu lösen. Die Psycho- und Familientherapeutin Marie-France Hirigoyen vergleicht den Versuch, einen Perversen zum Leben zu

verhelfen mit dem Versuch, Tote zum Leben zu erwecken.[88]
Im Falle einer Diskussion sollten Sie sich hüten, sich zu rechtfertigen, auch wenn es verlockend ist, weil die Anschuldigungen überwiegend unwahr sind. Tun Sie es doch, können Sie nur noch mehr an Energie verlieren und bringen Ihr Bild von sich in Gefahr, welches Narzissten wunderbar verzerren können. Denn nicht selten projizieren die Narzissten ihr Bild von sich selbst in den anderen hinein und beschuldigen sie dessen, was sie eigentlich selbst sind. Hier ein Beispiel: Sie bekommen zu hören, dass Sie egoistisch sind. Im Anschluss verteidigen Sie sich und tun dann vielleicht doch etwas, was gegen das egoistische Handeln spricht, um vor sich und dem Narzissten ihr Bild zu verbessern. Erkennen Sie, was passiert ist? Zum einen hat der Narzisst Ihnen hiermit eine seiner Haupteigenschaften zugeschoben und zum anderen hat er diese Aussage vermutlich nur getroffen, um Sie über das Wecken von Schuldgefühlen zu einem gewünschten Handeln zu bringen.[89] Ihr Bild wurde erfolgreich verzerrt. Probieren Sie doch Folgendes einmal aus, wenn

---

[88] vgl. Hirigoyen 2002, S. 171.
[89] vgl. Grüttefien 2016, S. 77: „Ein Narzisst nutzt passende Gelegenheiten, um andere daran zu erinnern, was er entweder für sie getan oder was die anderen ihm Böses zugefügt haben. So wenig er selbst das Gefühl eines schlechten Gewissens kennt, umso beeindruckender kann er es in anderen Menschen auslösen. Er nutzt es als ein profanes Mittel, um andere Menschen in die Defensive zu drängen und zu destabilisieren. Der Narzisst beschuldigt andere dafür, was in seinem Leben alles schief gelaufen ist oder was andere Menschen nicht für ihn getan haben und wie wenig sie ihn wertschätzen für das, was er

Sie in einen Konflikt mit einem Narzissten geraten: Fassen Sie einmal die nächste Anschuldigung als Lüge auf. Drehen Sie sie nun gedanklich um, sodass das Gesagte nicht Ihnen, sondern dem Narzissten gilt (während Sie sich stillschweigend aus dem Geschehen ziehen) und warten ab, was passiert. Es kann gut möglich sein, dass der Narzisst ihre Situation stiehlt, sie herum dreht als wäre es seine und gegen Sie verwendet, um Sie zum Schweigen zu bringen oder um Emotionen zu sehen – wie gesagt, ernähren sich Narzissten durch Emotionen aller Art, also auch von negativer Aufmerksamkeit. Demnach hat er höchstwahrscheinlich nicht eine faire Diskussion mit dem Resultat der Klärung der Angelegenheit im Sinne. Sein sie lieber leise und stellen Sie Ihre Emotionen nicht weiter als narzisstisches Futter zur Verfügung.

Legen Sie Rachegedanken ab. Ein Nicht-Narzisst kommt gegen einen Narzissten nicht an. Auch die Bibel sagt, dass wir uns nicht rächen sollen:

> *„Vergeltet niemandem Böses mit Bösem. Seid auf Gutes bedacht gegenüber jedermann.* ***Ist´s möglich, soviel an euch liegt, so habt mit allen Menschen Frieden****. Rächt euch nicht selbst, meine Lieben, sondern gebt Raum dem Zorn Gottes; denn […]“ [Römer 12,17-21]*

Sagen Sie dem Narzissten nicht, dass er ein Narzisst

---

tut und ist. Er versteht es hervorragend, in eine Opferrolle zu schlüpfen und seine Mitleidstour zu starten, seine Enttäuschungen farbenfroh zu dramatisieren und den anderen Menschen ein chronisch schlechtes Gewissen einzuflößen.“.

ist. Er wird sich nicht als solcher erkennen.[90] Erwähnen Sie auch nichts von narzisstischen Zügen. Tun sie es doch, stehen die Chancen gut, dass er Ihnen diese Störung glaubwürdig zuschiebt oder Manipulationsstrategien verfeinert indem er bewusst konträr dem Krankheitsbild agiert. In jedem Fall verfügt er im Anschluss über noch mehr Waffen, die er gegen Sie verwenden kann und höchstwahrscheinlich auch wird. Behalten Sie wenigstens dieses Wissen als Waffe für sich.
Wenn Sie selbst Betroffene oder Betroffener sind und einiges durch dieses Buch dazu gelernt haben sollten, beten Sie, dass Gott Ihnen hilft, mit dem neu gewonnen Wissen richtig umzugehen und fertig zu werden. Hetzen Sie nicht das ganze Umfeld des Narzissten gegen den Narzissten auf. Angenommen die ganze Familie verschwört sich gegen die narzisstische Person und wendet sich von dieser ab, dann hat diese niemanden mehr, auf dem sie ihre Schuld abwälzen kann. Wie bereits erwähnt, sind Narzissten nicht stark genug, um Schuldgefühle auszuhalten und so ist es schon öfters vorgekommen, dass Narzissten Selbstmord begangen haben, wenn das gesamte Umfeld ihnen den Rücken zugekehrt hat. Da die Psychologie bei der narzisstischen Persönlichkeitsstörung wenig bis gar keine Hoffnung auf Heilung verspricht, hilft wirklich „nur“ noch beten.

> *„Und er gebe euch erleuchtete Augen des Herzens, damit ihr erkennt, zu welcher Hoffnung ihr von ihm berufen seid, wie reich die Herrlichkeit seines Erbes für die Heiligen ist und wie überschwänglich groß seine Kraft an uns, die wir glauben, weil die Macht seiner Stärke bei uns*

---

[90] vgl. Grüttefien 2016, S. 45.

wirksam wurde, mit der er in Christus gewirkt hat. Durch sie hat er ihn von den Toten auferweckt und eingesetzt zu seiner Rechten im Himmel über alle Reiche, Gewalt, Macht, Herrschaft und alles, was sonst einen Namen hat, nicht allein in dieser Welt, sondern auch in der zukünftigen." [Epheser 1,18-21]

„Er aber sprach: Was bei den Menschen unmöglich ist, das ist bei Gott möglich." [Lukas 18, 27]

Außerdem fordert die Bibel uns auch dazu auf, unsere Feinde zu lieben, für sie zu beten (vgl. Matthäus 5,44) und ihnen zu verzeihen. Die Vergebung birgt ein tiefes Geheimnis: den Frieden. Zur Liebe sei gesagt, dass sie nicht mit direktem Kontakt erfolgen muss, also auch möglich ist, ohne den Umgang mit den Narzissten zu pflegen. Durch den heiligen Geist, der den Menschen Einsicht schenken und auf verbesserungswürdiges Verhalten hinweisen kann, glaube ich, dass Narzissten eine Möglichkeit auf Veränderung ihrer Struktur haben, wenn sie zu Gott finden. Eine Frau, deren Schwester narzisstisch ist, sagte einmal zu mir »Die Bibel enthält wertvolle Weisungen für den Umgang mit Menschen aber für Narzissten sind diese einfach nicht anwendbar.«

Mittlerweile hat sie ihre Einstellung geändert. Folgendes Ereignis führte dazu: Nachdem sie lange Zeit keinen Kontakt mit ihrer Schwester hatte, beteten wir in einem Gebetskreis für diese und zwei Tage später erhielt sie eine für Narzissten verhältnismäßig freundlich formulierte Nachricht von ihr.

Diese Geschichte soll Ihnen Hoffnung machen. Sie sollten aber nicht allzu große Fortschritte in einer kurzen Zeit erwarten. Für Gott wäre es kein Problem, den

Narzissten im Handumdrehen von seiner Störung zu befreien. Aber nun stellen Sie sich einmal vor, Sie selbst sind der Narzisst und verfügen plötzlich über ein Bewusstsein und realisieren, dass Sie die gesamte Familie Jahrzehnte lang tyrannisiert haben – wie furchtbar muss das sein! Wie einige Christen bezeugen können, korrigiert und verbessert Jesus den Menschen nach und nach in seinem Verhalten – und dabei lastet er einem nur so viel auf, wie man auch verträgt.

> *„[...] Gott ist treu, der euch nicht versuchen lässt über eure Kraft, sondern macht, dass die Versuchung so ein Ende nimmt, dass ihr's ertragen könnt." [1.Korinther 10,12]*

Sie können ihrem narzisstischen Familienmitglied, das jede Möglichkeit nutzt, um die ganze Familie gegen Sie aufzuhetzen, der/die glaubwürdige Lügen über Sie erzählt, dennoch mit Liebe begegnen und in Frieden leben. Sie können es akzeptieren lernen, mit der Eigenheit, dass es Sie nicht akzeptieren kann - wenn Sie Gott in Ihr Leben lassen, der dies möglich macht. Aber auch noch aus einem weiteren Grund sollten Sie das Umfeld nicht gegen den Narzissten aufhetzen: Laut Bibel werden wir so gerichtet werden, wie wir selbst andere richten:

> *„Richtet nicht, damit ihr nicht gerichtet werdet. Denn nach welchem Recht ihr richtet, werdet ihr gerichtet werden; und mit welchem Maß ihr messt, wird euch zugemessen werden. Was siehst du aber den Splitter in deines Bruders Auge und nimmst nicht wahr den Balken in deinem Auge? Oder wie kannst du sagen zu deinem Bruder: Halt ich will dir den Splitter aus deinem Auge ziehen?, und siehe, ein Balken ist in deinem*

Auge. Du Heuchler, zieh zuerst den Balken aus deinem Auge; danach sieh zu, wie du den Splitter aus deines Bruders Auge ziehst." [Matthäus 7, 1-5]

Wenn Sie sich in einem Angestelltenverhältnis mit einem narzisstischen Chef befinden (Narzissten streben nach Führungspositionen, weil sie dort Macht und Kontrolle am besten ausüben können.[91]) und es dort auszuhalten ist, so schadet es nicht, wenn Sie schriftliche Angelegenheiten für sich kopieren und gegebenenfalls von ihm unterschreiben lassen, damit er im Nachhinein Absprachen nicht abstreiten kann. Sie sollten deutliche Grenzen setzen, die Sie nicht übergehen lassen. Geben Sie keine Auskunft über private Angelegenheiten. Seien Sie auch vorsichtig mit dem, was Sie bei Ihren Kollegen über diverse Einstellungen preisgeben, denn auch sie können über geschickt eingefädelte Fragestellung des Chefs ausgefragt werden. Wenn Sie es dort nicht aushalten, dann beten Sie zu Gott, dass er Ihnen eine neue Arbeit besorgt. Es ist wichtiger, wie es in Ihnen aussieht als in Ihrem Lebenslauf.
Vor und während Begegnungen mit Narzissten sollten Sie generell eine gut sitzende Waffenrüstung tragen (wie oben aus Epheser 6,10-18 beschrieben) und dauerhaft im Gebet sein. Wenn Sie dem Narzissten/der Narzisstin nicht aus dem Weg gehen können, dann könnten Ihnen folgende Formulierungen nützlich sein: »Lieber Gott, bitte baue eine Schutzmauer in seiner/ihrer Gegenwart um mein Herz herum, damit Angriffe abprallen können. Bitte hilf mir auch in diesen Zeiten

[91] vgl. Grüttefien 2016, S. 87.

ihm/ihr mit deiner göttlichen Liebe begegnen zu können. Schenke mir Weisheit für den richtigen Umgang mit ihm/ihr und die richtigen Worte. Bitte heile meine verwundete Seele. Hilf mir, (Name) mit Liebe zu begegnen und (Name) richtig zu behandeln. Amen.«

Hilfsbereite Hände

Trotz des Aufdeckens der Manipulationsstrategien können tiefe Verletzungen und Schuldgefühle bei Betroffenen länger andauern. Eine Kur oder eine psychosomatische Klinik in Anspruch zu nehmen, kann für müde Zellen Regeneration bringen. Auch von einer Therapie möchte ich nicht abraten. Erwähnenswert ist aber, dass die traditionelle Psychotherapie den Patienten dazu ermutigt, mehr Verantwortung für die Probleme des Lebens zu übernehmen, wohingegen dem Opfer eines Narzissten dazu geraten sei, eine geringere Verantwortung für das Trauma auf sich zu nehmen.[92] Deshalb sollten Sie sich vorher über die Ausbildung des Therapeuten informieren. Nicht selten bin ich auch im Internet über Aussagen von Betroffenen gestoßen, die besagen, dass ein Mangel an spezifischer Ausbildung für die Therapie von Opfern von Narzissten unter den Therapeuten herrsche. Abgesehen davon halte ich es für fragwürdig, wie menschliche Strategien derartige Wunden verschließen, ausgehungerte Kraftreserven füllen und Vergebung für das Erreichen eines echten Frieden schaffen soll, wie es nach dem Kontakt mit einem Narzissten notwendig ist.

Aus diesem Grund möchte ich auf helfende Hände hinweisen. Hände, die…

…Trost spenden und aufrichten:

> *„Der HERR ist nahe denen, die zerbrochenen Herzens sind, und hilft denen, die ein zerschlagenes Gemüt haben. Der Gerechte muss viel erleiden, aber aus alledem hilft ihm der HERR“*

---

[92] vgl. Spiegel, D., S. 17-33.

[Psalm 34,19-20]

...Kraft verleihen. Opfer von Narzissten sind bis aufs geringste entkräftet. Ich möchte unbedingt auf die Bibel hinweisen, denn sowohl Gott als auch das Lesen seines Wortes verleihen Kraft. Hier zwei von vielen Stellen, in denen die Bibel davon spricht:

> *„Er gibt den Müden Kraft, und Stärke genug dem Unvermögenden." Hebräer 4,12: „Denn das Wort Gottes ist lebendig und kräftigt und schärfer als jedes zweischneidige Schwert und dringt durch, bis es schneidet Seele und Geist, auch Mark und Bein, und ist ein Richter der Gedanken und Sinne des Herzens." [Jesaja 40,29]*

...alle Ketten sprengen können:

> *„Der Geist Gottes des HERRN ist auf mir, weil der HERR mich gesalbt hat. Er hat mich gesandt, den Elenden gute Botschaft zu bringen, die zerbrochenen Herzen zu verbinden, zu verkündigen den Gefangenen die Freiheit, den Gebundenen, dass sie frei und ledig sein sollen; zu verkündigen ein gnädiges Jahr des HERRN und einen Tag der Vergeltung unsres Gottes, zu trösten alle Trauernden, [...]" [Jesaja 61,1-2]*

...Schuldgefühle zunichtemachen können. Zur vollkommenen Befreiung von einem Narzissten ist es wichtig, dass Sie alle Schuldgefühle ablegen, auch wenn dies vielleicht eine ungewohnte und schwierige Aufgabe für Sie ist. Es ist wichtig, dass Sie verstehen, dass Sie komplett unschuldig sind. Der Narzisst ist beziehungsunfähig und in dem Krankheitsbild liegt die Schuld. Gefühle von Schuld können die Einstellung zu sich selbst, die Körperhaltung und ein ganzes Leben negativ beeinflussen. Ich denke, dass wir Menschen gar nicht dazu in der Lage sind, uns unsere Schuld zu vergeben und dass unter anderem auch deswegen Jesus sterben musste, damit wir vor Gott bestehen können.

> *„Denn er hat den, der von keiner Sünde wusste, für uns zur Sünde gemacht, damit wir in ihm die Gerechtigkeit würden, die vor Gott gilt." Wenn Sie also Gott um Vergebung bittet, kann er Ihnen diese niederdrückende Last nehmen. [2. Korinther 5,21]*

...uns ein Leben in Fülle geben möchten und nicht ein Leben in Gefangenschaft anderer Menschen.

> *„Ihr seid teuer erkauft; werdet nicht der Menschen Knechte." [Korinther 7,23]*

...Wunder wirken, Traumata heilen und aus einem trümmerhaften Leben einen Palast erbauen können.

> *„Mein Sohn, merke auf meine Rede und neige dein Ohr zu meinen Worten. Lass sie dir nicht aus den Augen kommen; behalte sie in deinem Herzen, denn sie sind das Leben denen, die sie finden, und heilsam ihrem ganzen Leibe." und 2.Mose 15,26: „[...] denn **ich bin der HERR, dein Arzt**." [Sprüche 4,20-22]*

> *„Aber dich will ich wieder gesund machen und deine Wunden heilen, spricht der HERR [...]" [Jeremia 30,17]*

...Frieden gewähren. Auch wenn dies unmöglich erscheint und ich Ihre Wunden nicht unterschätzen möchte, so möchte ich Ihnen Mut machen und auf einen Frieden hinweisen, der nicht von dieser Welt ist und dennoch existiert:

„Aber der Tröster, der Heilige Geist, den mein Vater senden wird in meinem Namen, der wird euch alles lehren und euch an alles erinnern, was ich euch gesagt habe. Den Frieden lasse ich euch, meinen Frieden gebe ich euch. Nicht gebe ich euch, wie die Welt gibt. Euer Herz erschrecke nicht und fürchte sich nicht.“ [Johannes 14,26-27]

…wahre Liebe veranschaulichen und praktizieren:

„Die Liebe ist langmütig und freundlich, die Liebe eifert nicht, die Liebe treibt nicht Mutwillen, sie bläht sich nicht auf, sie verhält sich nicht ungehörig, sie sucht nicht das Ihre, sie lässt sich nicht erbittern, sie rechnet das Böse nicht zu, sie freut sich nicht über die Ungerechtigkeit, sie freut sich aber an der Wahrheit; sie erträgt alles, sie glaubt alles, sie hofft alles, sie duldet alles. Die Liebe hört niemals auf […]“ [1.Korinther 13,4]

… die über Führung und das Verleihen der Gabe der Geisterentscheidung, die abtrainierte Intuition wieder beleben und stärker denn je ausbauen können.
Ich möchte Ihnen ans Herz legen, im Anschluss an diese Lektüre die Bibel zu lesen, kleinschrittig, damit die Worte, die Sie lesen, ihre kraftvolle Wirkung entfalten können. Gottes liebendes Wesen soll Sie erfüllen, nach und nach Platz in Ihnen einnehmen und den Narzissten, der sich breit gemacht hat, verbannen. Ebenso wünsche ich Ihnen eine christliche Gemeinde, in der Sie sich gut aufgehoben fühlen und wo Sie in vielerlei Hinsicht Unterstützung erfahren. Wenn Ihre Identität in Gottes Liebe Wurzeln schlägt und Sie die Wahrheit, die er über Sie spricht, annehmen, denke

ich, dass Sie über den besten Schutz vor einem Narzissten verfügen. Warten Sie auch nicht damit, sich einen auf dieses Thema spezialisierten Therapeuten zu suchen. Daneben ist eine seelisch gesunde Begleitperson eine große Hilfe. Eine, die außerhalb des Missbrauchs steht und ein gesundes Empfinden und Denken hat, und die Sie in Zeiten der Verwirrung immer wieder erden kann. Es gibt Hoffnung! Sie werden wieder lieben, vertrauen, glücklich leben und vollständig frei sein können. Ich wünsche Ihnen von Herzen gute und heilsame Erfahrungen und viel Geduld mit sich selbst.

Nachwort

Ohne Rehabilitation der Gehirnwäsche, der das Opfer unterliegt, ist der Versuch der Abkapselung von einem Narzissten einer der sichersten Wege in einen **Erschöpfungszustand**.

Veranschaulicht dargestellt kann man es sich so vorstellen:

Das Opfer befindet sich in einem Gefängnis, in dem es gequält wird. Es ist dort in Ketten gelegt und an Fäden gebunden, über die es gesteuert wird. Die Ketten sind zu resistent, als dass sie über die eigenen menschlichen Kräfte – so hoch diese auch sein mögen und so mächtig der Wille auch sein mag - gesprengt werden können. Jede Energie, die das Opfer in den Ausbruch aus dem Gefängnis investiert, wird direkt über die Fäden, an den Narzissten weitergeleitet und verloren. Das Opfer hört nicht auf, sich gegen die Ketten zu wehren, denn es möchte frei sein. Doch jeder Versuch schwächt das Opfer nur weiter.

Die **Lösung** besteht darin, Wissen über die bestehende Abhängigkeit zu vermitteln. Die Opfer brauchen die nötigen Schlüssel, um die Schlösser zu entriegeln, die die Ketten miteinander verbinden. Es muss sichtbar werden, über welche Fäden sie gesteuert werden – nur so kann die massive Verbindung, die zwischen Opfer und Täter herrscht, getrennt werden!

Der erste Schlüssel zum Öffnen der Schlösser um die Augen könnten Sie sein, wenn Sie Betroffene erkennen und diese darauf hinweisen, in welchem Gefängnis sie sitzen. Das Problem ist nämlich, dass die Opfer den Psychoterror, dem sie ausgesetzt sind, oftmals **nicht** oder nur unzureichend mit dem Aggressor in

Verbindung bringen!
Narzissten sind gefährlich[93] und nur sehr schwer zu erkennen.[94] Sie wirken oft sehr sympathisch auf die Außenwelt und üben eine unsichtbare Gewalt auf ihre Opfer aus.[95] Dabei können sie auch gewalttätig werden.[96]
André hat in wenigen Monaten viel in Mary angerichtet und so will ich mir nicht ausmalen, wie es in der Seele von Menschen aussieht, die jahrelang und vielleicht noch mit gemeinsamen Kindern unwissend mit einem Narzissten zusammenleben.
Ich würde mich freuen, wenn ich Sie als Leser für dieses Thema sensibilisieren konnte und möchte dazu motivieren, die Augen offen zu halten.
Es kann ihr/e Nachbar/in sein, dessen/deren Gesicht zwei Jahre nach seiner/ihrer neuen Beziehung um zehn Jahre gealtert ist oder ein/e Freund/in, dessen/deren Lebensfreude wie vom Erdboden verschluckt scheint oder ihr/e Bruder/Schwester, der/die durch vollständige Vereinnahmung eines/einer Narzissten/Narzisstin den Kontakt zur Familie verliert oder ihre Cousine, die sich das Leben nahm, wobei der Narzisst, der dahinter stecken kann, bis heute allen erzählt, wie psychisch krank sie doch gewesen sein muss, um so eine Tat zu begehen.
Ich bin keine Psychologin und dieses Buch ersetzt

---

[93] vgl. Telfener 2009, S. 30.
[94] vgl. Tiasela, http://www.energievampire.com/: „Die Identifikation solcher Personen ist so schwierig, wie von Aussen zu erkennen, ob jemand Rechts- oder Linkshänder ist, bevor man ihn wirklich schreiben sieht!“
[95] vgl. Hirigoyen 2002, S. 120.
[96] vgl. Grüttefien 2016, S.82.

auch keine Therapie.
Ich schrieb lediglich eine Geschichte auf, die wirklich so geschehen ist. Dabei arbeitete ich nach bestem Wissen und Gewissen.
Wenn ich Begrifflichkeiten wie „Narzisst“ oder „Narzissmus“ verwendete, dann nutzte ich sie in diesem Buch als Abkürzung für die „narzisstische Persönlichkeitsstörung“. Ich beschrieb auch nur den männlichen Typus, der sich vom weiblichen noch einmal unterscheidet.
Namen und Orte wurden zum Schutz der beschriebenen Personen geändert.

Danksagung

Mein Dank gilt Gott, der mir die Geduld und Ausdauer gab, dieses Buch zu schreiben, der mich durchweg führte und mir für verschiedenste Anliegen die richtigen Menschen zur Seite stellte.
Ich danke dem Geschäftsführer des West-Ost-Verlags Herrn Prof. Dr. Vladimir Grinev, der meinen Fragen, Ideen und Anliegen immer mit Offenheit, Geduld, Ehrlichkeit und Wohlwollen begegnete und mir mit Rat und Tat zur Seite stand und mich stets ermutigte.
Ebenso danke ich Malte, der immer ein offenes Ohr für meine Anliegen hatte und durch seine Anmerkungen ungemein zur Aufwertung dieses Buches beitrug.
Ein herzlicher Dank geht auch an den Nervenarzt und Psychotherapeuten Hans Bargel, der sich dazu bereit erklärte, mein Buch zu begutachten und eine Rezension zu schreiben, die in diesem Buch veröffentlicht werden durfte.
Henning Lüthje möchte ich im besonderen Maße für das gelungene Design und die einwandfreie Umsetzung meiner Vorstellungen danken.
Keinen geringen Anteil an der Fertigstellung hat auch Sarah Querfurt von Bibel TV, die mich für den Zeitraum der Veröffentlichung dieses Werkes freistellte. Dadurch ist es mir neben der Buchveröffentlichung gelungen, die parallel laufenden Prüfungen zum Erwerb der Fachhochschulreife erfolgreich zu absolvieren. Danke!
Ich danke Mary, die mir stets für Fragen zur Verfügung stand, für die Bemühungen, mir ihre Situationen genauestens zu beschreiben sowie den vielen lustigen Momenten, die wir trotz dieses schwierigen Themas

gemeinsam hatten. Danke für das entgegengebrachte Vertrauen, die tiefen Seeleneinblicke und die Erlaubnis, diese Geschichte zu veröffentlichen.
Danke an alle Leser, die mich durch begeisterte Reaktionen motivierten an diesem Buch weiter zu arbeiten und durch wertvolle Kritik zur Optimierung des Buches beitrugen. Sowie all denjenigen, die mich anderweitig in dieser Zeit unterstützten. Ich danke Kristin, Nele, Ute, Melissa, Benny, Sara, Jessi, Dani, Katharina, Dagmar, Toni, Moritz, Niels, Petker, Maria, Richard, Ben, Elzbietta, Mareen, Andreas, Inge und nicht zu vergessen: meiner Familie.

Literaturverzeichnis

Aron, E.: The Highly Sensitive Person. How to Thrive When the World Overwhelms You. New York: Broadway Books 1997.

Becker, T.: Ich-Erzählung. In: LITERATUR Spiegel 2016, S. 3.

Grundmann, T.: Beziehung in Balance. DIE SEITE FÜR PARTNERSCHAFT, KRISE & HEILUNG. URL: http://beziehung-in-balance.de/ - Abruf vom 05.05.2016.

Grüttefien, S.: Wie erkenne ich einen Narzissten ?: Beschreibung der Eigenschaften und Verhaltensweisen eines Narzissten. Norderstedt: BoD 2016.

Grüttefien, S.: Umgang mit Narzissten. Trennung von einem Narzissten. URL: http://umgang-mit-narzissten.de/ - Abruf vom 06.12.2015.

Hirigoyen, M.-F.: Die Masken der Niedertracht. Seelische Gewalt im Alltag und wie man sich dagegen wehren kann. Aufl. 16, München: dtv 2002.

Kernberg, O. F.: Borderline. Störungen und pathologischer Narzißmus. Frankfurt a. M: Suhrkamp 1983.

Knappe, S.: Adolf Hitler und Josef Stalin: Größenwahn ohne Gewissen. In: CD WISSEN Das Hörmagazin. München: audio media verlag GmbH 2004.

Leszczynski, U. (2013): Gehirne von Narzissten auffällig verändert: https://www.welt.de/gesundheit/psychologie/article117507463/Gehirne-von-Narzissten-auffaellig-veraendert.html - Abruf vom 02.12.2016

Lüling, C./Lüling, D.: Lastentragen – die verkannte Gabe. Hochsensible Menschen als emotionale Lastenträger. Aufl. 3, Lüdenscheid: ASAPH 2008.

Merzeder, C.: Wie schleichendes Gift. Narzisstischen Missbrauch in Beziehungen überleben und heilen. Aufl. 2, München: Scorpio 2015.

Olesen, B.: NARZISSMUS. Sieh mich! Und sieh mich nicht. In: paracelsus / 2015, Heft 6, S. 48 51.

Spiegel, D.: Dissociation and Hypnosis in Post-traumatic Stress Disorders. Journal of Traumatic Stress 1, S. 17-33.

Telfener U.: Hilfe, ich liebe einen Narzissten! Überlebensstrategien für alle Betroffenen. Aufl. 4, München: arkana 2009.

Tiasela, N.: Energievampire. URL: http://www.energievampire.com/ - Abruf vom 06.12.2015.

Lutherbibel. Stuttgart: Deutsche Bibelgesellschaft 1999.

Zur Autorin

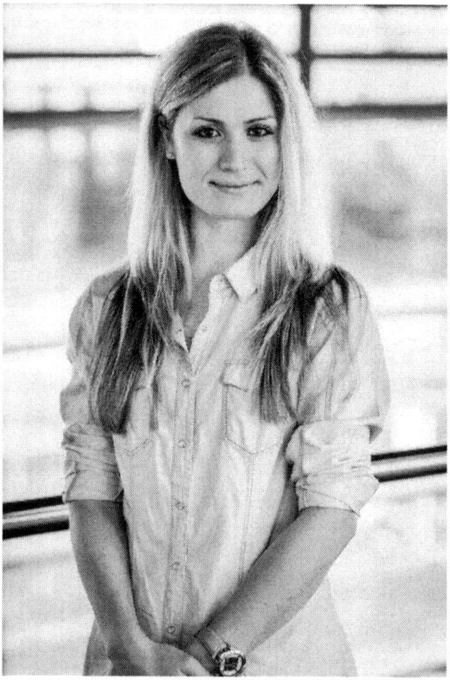

© Tobias Teichmann

Elena Digiovinazzo ist Sozialpflegerin, Physiotherapeutin und Autorin und lebt in Hamburg.